Pedro Juan Almirall Hernandez
Monica Almirall
Vladimir Zabala

Ecotoxicología

Pedro Juan Almirall Hernandez
Monica Almirall
Vladimir Zabala

Ecotoxicología

Teoría y Practica

PUBLICIA

Impressum / Aviso legal

Bibliografische Information der Deutschen Nationalbibliothek: Die Deutsche Nationalbibliothek verzeichnet diese Publikation in der Deutschen Nationalbibliografie; detaillierte bibliografische Daten sind im Internet über http://dnb.d-nb.de abrufbar.

Información bibliográfica de la Deutsche Nationalbibliothek: La Deutsche Nationalbibliothek clasifica esta publicación en la Deutsche Nationalbibliografie; los datos bibliográficos detallados están disponibles en internet en http://dnb.d-nb.de.

Coverbild / Imagen de portada: www.ingimage.com

Verlag / Editorial:
PUBLICIA
ist ein Imprint der / es una marca de
OmniScriptum GmbH & Co. KG
Bahnhofstraße 28, 66111 Saarbrücken, Deutschland / Alemania
Email / Correo Electrónico: info@omniscriptum.com

Herstellung: siehe letzte Seite /
Publicado en: consulte la última página
ISBN: 978-3-8416-8381-6

DRC. PEDRO J. ALMIRALL HERNÁNDEZ.

NEUROTOXICOLOGÍA

Apuntes teóricos y aplicaciones prácticas.

Editores.
MSc. Mónica Almirall Palenzuela.
Ing. Vladimir Zabala Conopoima.

Contenido

Introducción

Importancia del Problema: La intoxicación profesional por exposición a sustancias neurotóxicas sigue preocupando a nuestros especialistas e instituciones, en particular la llamada Intoxicación Crónica Profesional (ICP) por exposición a sustancias neurotóxicas.

Han pasado más de 10 años desde que nuestra primera incursión sobre el terreno de la Neurotoxicología viera la luz y se sintetizaran en este libro más de treinta años de investigación. Estamos en la obligación de reconstruir este periodo en cuanto a la aplicación de este conocimiento.

Continua reconociéndose, cada día con mayor énfasis, que un gran número de sustancias de amplio uso industrial producen severos efectos negativos sobre la salud de los trabajadores.

Por su peculiar agresividad y porque comprometen inclusive la seguridad del trabajador antes de quebrantar directamente su salud, se destacan las llamadas sustancias neurotóxicas. Es decir, aquellas que tienen una especial afinidad por el tejido nervioso y que ocasionan alteraciones funcionales en la actividad de este sistema. Estas alteraciones se traducen de forma más o menos directa, en el detrimento de la calidad de la conducta, y/o en disturbios de los procesos psicológicos y de la personalidad.

1.1 La intoxicación profesional por exposición a sustancias neurotóxicas.

- Para dar una idea exacta de la importancia que tiene la salud ocupacional, la intoxicación profesional por exposición a sustancias neurotóxicas, es suficiente señalar el dato que, de unos pocos centenares de estas sustancias usadas sistemáticamente a comienzo de la segunda guerra mundial, su número en la industria actual se calcula en alrededor de las 70.000. Tennasse (1995) según organismos sanitarios internacionales, su incremento anual es del orden de las 3.000, en tanto que, a controles estrictos no se halla sometida más de la décima parte de las mismas.

Esta enfermedad, o más propiamente, abanico de enfermedades profesionales, adquiere un carácter agudo o crónico en dependencia de la intensidad y duración de la exposición.

La intoxicación de carácter agudo es consecuencia de una exposición generalmente breve pero de elevada intensidad, habitualmente superior en varias veces al límite de tolerancia del organismo. Los efectos de este tipo de intoxicación suelen ser letales y sus signos clínicos evidentes e inmediatos.

Por su escaso interés desde el punto de vista diagnóstico, no nos detendremos en ella, además de que las regulaciones sanitarias sobre concentraciones máximas permisibles en el ambiente de trabajo han reducido esta forma de intoxicación prácticamente, al accidente.

A diferencia de la aguda, la intoxicación profesional (IPC), no sólo subsiste en la industria moderna, sino que en razón de sus características, plantea un difícil y delicado problema de diagnóstico y de prevención.

1.2 La investigación de los efectos de exposición crónica a sustancias neurotóxicas.

Las características antes apuntadas han determinado que los problemas básicos desde el punto de vista diagnóstico que presenta la (IPC) son:

a) La búsqueda de indicadores tempranos que permiten la detención en etapas en que los cambios a nivel del SN no son todavía irreversibles.

b) La determinación de la relación dosis respuesta.

A estos objetivos se han dedicado y se dedican todavía los esfuerzos de las diferentes disciplinas que, en el campo de salud ocupacional estudian el sistema nervioso y la conducta del hombre como son: la neurofisiología, neurobioquímica, neurología, psicología, entre otras.

Gracias al aporte de la investigación en este terreno, se han podido llegar a describir con bastante precisión algunos cuadros psiquiátricos y neurológicos en términos de entidades, aunque todavía están sujetos a cierta controversia se reconocen hoy día, por ejemplo: un síndrome orgánico, y un síndrome orgánico de personalidad, un síndrome amnésico e inclusive, la propia OMS a recomendado el diagnóstico de la "encefalopatía tóxica temprana" para describir los efectos de una serie de sustancias neurotóxicas. Sin embargo, hay por lo menos tres factores que reducen el alcance de estos resultados, estos son:

a) En el caso de los hallazgos neurológicos y neurofisiológicos, particularmente el EEG y el EMG, los indicadores se muestran inconsistentes en las primeras etapas de la enfermedad.

b) La correlación entre indicadores bioquímicos y cambios funcionales tampoco se ha revelado como un buen predictor del grado de intoxicación.

Estos indicadores solo han mostrado una relativa sensibilidad en los casos de exposiciones sub agudas.

1.3. Neurotoxicología. Definición y esbozo histórico.

La insuficiencia de los métodos clínicos por si solos y, la constancia y frecuencia con que en las historias médicas de sujetos expuestos a sustancias neurotóxicas se describan alteraciones en las funciones de los procesos psicológicos, los estados afectivos y la personalidad en períodos que precedieron a las manifestaciones clínicas de la intoxicación, dió lugar al desplazamiento que se venía observando en dichos sujetos.

Los puestos donde se desarrollan las más diversas actividades laborales, las que imponen una amplia variedad de exigencias a los que los desempeñan, frecuentemente se ven contaminados por la presencia de un agente neurotóxico y esto se va repitiendo con alarmante sistematicidad, cada vez son más los trabajadores expuestos.

De estos presupuestos se deriva la afirmación de numerosos estudiosos del trabajo, que caracterizan la etapa actual de desarrollo por: 1) El uso de nuevas fuentes de energía, en particular la atómica, 2) La automatización de los procesos de producción con la introducción acelerada de la computación y, 3) La proliferación de las sustancias químicas en el medio ambiente, tanto laboral como extra laboral. OPS (1993); Galvao (1993); Almirall (2001).

Aunque se citan efectos negativos sobre la salud por exposición a sustancias neurotóxicas desde la época del imperio romano, no es menos cierto que en las últimas tres décadas el auge de diversas tecnologías y la acelerada introducción de los plaguicidas en la agricultura, han llevado este problema a ser considerado entre los primeros en importancia para los estudios de la Salud de los Trabajadores. El Batawi. (1981).

La propia naturaleza y dirección de los estudios que la especialidad (salud de los trabajadores) desarrolla de forma general, ha sufrido notables cambios en relación al tipo de efecto y los aspectos metodológicos e instrumentales que utiliza y requiere la investigación en esta área.

Si en un primer momento la atención de los médicos del trabajo se centró en el diagnóstico y terapéutica de las llamadas "intoxicaciones profesionales" entre las que se destacan, las relacionadas con los solventes, metales y plaguicidas, entre otras, la atención se trasladó de un marco puramente clínico - médico, hacia los llamados "efectos crónicos" de la exposición a sustancias químicas en el ambiente laboral, con una amplia repercusión del problema en el ámbito médico legal y los estudios de la Higiene del Trabajo.

En la actualidad se ha comprobado que los límites higiénico sanitarios no son todo lo seguros que se desearía y están muy alejados de garantizar una "no agresión" a la salud del trabajador. Se impone la necesidad de considerar un enfoque preventivo para evitar que las manifestaciones del llamado "daño temprano" se conviertan en lesiones irreversibles en cuanto a la funcionalidad y estructura del Sistema Nervioso. Johnson (1987); (1990); Hanninnen. (1979); (1991).

Por lo tanto, nos encontramos ante una necesidad de desarrollar aceleradamente medios diagnósticos capaces de detectar con una alta sensibilidad las llamadas alteraciones tempranas, generalmente no consideradas en el campo de la clínica médica tradicional.

En ese sentido reconocemos a la Neurotoxicología como un sistema de conocimiento que evalúa los daños que sufren los trabajadores expuestos habitualmente a sustancias neurotóxicas y que se expresan en alteraciones del sistema nervioso y del comportamiento, con énfasis en los daños tempranos y en las acciones para su recuperación.

1.4 Estado actual del problema.

La Neurotoxicología, Toxicología de la Conducta, entre otras denominaciones, es algo relativamente novedoso. Los primeros trabajos encaminados a demostrar la relación entre el comportamiento y la exposición sistemática a sustancias neurotóxicas surgen en la década de los 50 y ya con mayor sistematicidad con los trabajos de Hänninen y Lindstrom 1978 en Finlandia, durante los 60. Anger (1981); Anger y Cassitto (1993).

Las diferencias en la denominación de la especialidad están dadas, a nuestro criterio, por la naturaleza de los medios e instrumentos que se utilicen en la evaluación de las desviaciones funcionales o metabólicas en los expuestos a sustancias neurotóxicas. Si el investigador utiliza solamente instrumentos propios del psicodiagnóstico, donde es una condición básica la evaluación de la imagen psíquica nos estamos refiriendo a la Psicotoxicología, si en nuestros medios diagnósticos también incluimos técnicas e instrumentos propios de la neurofisiología y la neurología, nos encontramos en el campo de la llamada Neurotoxicología, donde hemos desarrollado hasta el presente parte de nuestro trabajo.

Los estudios en este campo, son representativos de lo que en la clasificación actual de las ciencias se ha llamado "ciencias de empalme", al converger diferentes especialidades como la psicología, en sus especialidades clínicas y del trabajo, el psicodiagnóstico y la llamada psicología diferencial. La neurofisiología, la neurología y la bioquímica cerebral también han brindado sustanciales aportes en este sentido. Almirall (1995).

Mención aparte en el plano de las especialidades que se ocupan de este objeto de estudio - la relación entre el trabajador, su salud y el ambiente físico de trabajo - merece la llamada Higiene Industrial, con sus aportes en la medición y evaluación de las sustancias químicas del ambiente de trabajo, la determinación de los llamados límites de exposición y en general toda la estandarización y control de la exposición ambiental.

Una buena cantidad de las sustancias del ambiente laboral se reconocen con mayor o menor certeza como agentes neurotóxicos, cuya característica fundamental se identifica con su capacidad de desplazar el oxígeno en el metabolismo celular.

El efecto de los neurotóxicos en general y en el mundo del trabajo en particular, es una preocupación en la mayoría de los países en la actualidad.

Existe una marcada tendencia al estudio en diferentes niveles o "planos" de este problema, con una carencia total de integridad, tanto en la investigación como en las estrategias para la intervención y disminución de los efectos negativos a la salud de los trabajadores. La Organización Mundial de La Salud, reconoce varios enfoques para el estudio de los neurotóxicos: biológico, psicológico, económico, ecológico, entre otros. OPS - OMS. 1993.

Un argumento de importancia para justificar la necesidad de nuevos y más rigurosos estudios científicos interdisciplinarios en esta esfera los justifican, los diversos tipos de sustancias y la gran cantidad de ámbitos en los que se pueden encontrar sus influencias.

Un intento de clasificar o tipificar las sustancias neurotóxicas ha sido en función de sus usos y estructura química. Así están universalmente reconocidos los plaguicidas, los solventes orgánicos y los llamados metales pesados como las principales sustancias neurotóxicas del ambiente laboral.

Si reconocemos que de la actual población trabajadora, la cual representa entre el 60 y el 70 % de la población mundial mayor de 10 años, el 30% está expuesto a riesgos laborales y de esa cifra una alta proporción está relacionada con la exposición a sustancias químicas en su ambiente de trabajo, podemos inferir la importancia del problema para el estado de salud general de la población. OPS-OMS. (1993); Sullivan (1990); Mason (1990). Almirall (2001).

Reidy y col.(1992); reconocen una alta frecuencia de alteraciones a la salud entre los 2 y 3 millones de inmigrantes mexicanos que cruzan la frontera con los EE.UU. en épocas de cosecha, considerando lo deficiente del registro estadístico, este autor menciona cifras de 1200 casos (muchos de ellos fatales) por intoxicación con plaguicidas.

Este autor considera que en los países no desarrollados, el problema es aún mayor, citando cifras de hasta 250 000 afectados anualmente por los plaguicidas. Allyene. 1990; en esta dirección reporta que la morbimortalidad por estos agentes neurotóxicos alcanzan la frecuencia del 3,4 % de los trabajadores agrícolas en China, el 5,6% en Brasil y puede llegar hasta el 37% en Viet Nam.

Rodríguez (1995) estudiando trabajadores agrícolas en Venezuela encontró gran cantidad de trastornos de la salud, significativamente mayores que los no expuestos a plaguicidas organofosforados.

El problema de los plaguicidas se ve superado en la actualidad con el incremento del uso de los solventes orgánicos en una gran cantidad de tecnologías relacionadas con la producción de bienes de consumo:

ropas, pieles artificiales, zapatos y utensilios de todo tipo. Considerando a este tipo de agente neurotóxico como uno de los más agresivos a la integridad del Sistema Nervioso por sus propiedades lipotróficas y otras propiedades físico-químicas. Vanhoorne(1992); Sinczuk (1993); Kruse y col (1982); Edeling y col (1990); Ghosh y Pradman (1987); Dick (1988); Campagna y col (1995); Mayor (1993) (1995); Anderson y col (1983); Anger (1981); Branconier (1985); Cristal y col. (1988).

En el caso del plomo, baste señalar su influencia en la industria automotriz, como aditamento a los combustibles y en la fabricación de baterías, entre otros múltiples usos. Rocen y col .1983; Hagatedt y col. (1983); Sinch y col. 1987; Muñoz y col .1988; Hirata y col. (1995); Rocen y col (1983).

Una condición importante para el estudio de los efectos a la salud de los neurotóxicos está dada por la relativa seguridad que brindan los llamados "límites permisibles" de exposición y su posible impacto sobre la salud del trabajador.

Otra preocupante arista del problema es la mórbida por agentes químicos y el costo de esas enfermedades. Solo a manera de ejemplo los sindicatos de la Comunidad Europea (ETUI – REHS) en un informe de su reunión anual en el año 2007 señalaron que:

- Una de cada tres enfermedades ocupacionales reconocidas en cada año en Europa están relacionadas con la exposición a sustancias químicas nocivas.
- Los riesgos químicos son la mayor causa de muerte entre los trabajadores europeos.
- Impacto económico por año 90000 nuevos casos. 3.5 billones de euros.

En la realidad en muchas oportunidades estos se determinan bajo condiciones metodológicas y prácticas muy discutibles. En ocasiones partiendo de un sujeto "promedio" que en el mejor de los casos es representativo de un grupo poblacional, etnia o país, sin tomar en cuenta una gama de características individuales que pueden estar presentes en un trabajador o ambiente específico.

En 1989, la Occupatinal Safety and Health Administration (O.S.H.A.) revisó los límites permisibles para los puestos de trabajo de 376 sustancias que se sumaron a las 350 que ya habían sido evaluadas en 1987. Los resultados obtenidos involucraban la salud de millones de trabajadores en EE.UU.; sin embargo, según Ziem y Castelman. (1989) este proceso se realizó con un pobre rigor científico, inadecuado uso de la información que podía aportar las ciencias médicas y lo peor prestándole atención a intereses económicos para la modificación de los límites de exposición permisibles.

Con relación al diagnóstico de las alteraciones de salud que presentan los trabajadores expuestos a neurotóxicos, es necesario apuntar que se reconocen en la literatura la llamada Intoxicación Aguda, privada de toda mediación psíquica y que en la actualidad está muy relacionada con el accidente y el suicidio.

Menos reconocidas tanto en el plano científico como en sus consideraciones legales se encuentran las Intoxicaciones Crónicas, de las que sus manifestaciones tempranas representan un reto actual para los neurotoxicólogos.

Si bien las evidencias actuales sobre las alteraciones conductuales y el estado funcional de los trabajadores expuestos, parecen estar bien justificadas a partir de rigurosas investigaciones con un enfoque epidemiológico, estas frecuentemente se han realizado utilizando un modelo transversal de casos y controles, encontrándose muy pocos estudios longitudinales, a largo plazo y menos aún los destinados al diagnóstico clínico individual. Anger y Cassito. (1993).

En las dos últimas décadas se han construido y recomendado su uso, numerosas baterías para la evaluación neuroconductual en Neurotoxicología, las que utilizan pruebas rescatadas de la práctica clínica o de la psicología y psicofisiología diferencial, tanto en su aplicación tradicional como en las llamadas baterías computarizadas, cuyo supuesto básico considera que las consecuencias de la acción dañina de los neurotóxicos pueden reflejarse en la conducta, las capacidades psicológicas u otras manifestaciones de daño en la integridad funcional del sistema nervioso. Hanninne 1991. Johnson 1990.

Con mayor o menor éxito, las baterías existentes intentan considerar los criterios recomendados por Johnson (1987); (1990) para lograr el objetivo de una combinación estructurada y balanceada de pruebas capaces de evaluar el estado funcional de uno o una población de sujetos motivo de estudio. Estos pueden resumirse en las siguientes propuestas:

- Seleccionar pruebas que evalúen funciones potencialmente afectadas por los agentes neurotóxicos.
- Preferir pruebas que han demostrado resultados positivos en la experiencia anterior sobre el tema.
- La confiabilidad de las pruebas debe ser alta, con un mínimo de varianza.
- Considerar los costos y beneficios de los métodos: costos en términos de tiempo, expertos y equipamiento necesario; beneficios en cuanto a la información que brindan dichos métodos.
- Preferir pruebas que sean relativamente independientes de los antecedentes culturales y educacionales del sujeto. Aunque se reconoce que ninguna prueba está totalmente libre de la influencia cultural, pero uno puede escoger instrumentos donde este tipo de influencia sea mínima.
- Seleccionar pruebas que motiven razonablemente al sujeto y que no se experimenten como aburridas o amenazantes.

A las puertas del próximo milenio la Neurotoxicología, continúa presentando varios problemas a resolver en cuanto a las necesidades del conocimiento científico y de su aplicación práctica:

- La sensibilidad, validez, capacidad pronóstico específica de las baterías existentes ante los agentes químicos específicos.
- El conocimiento sobre los mecanismos básicos de la Neurotoxicología.
- El desarrollo de sistemas de vigilancia adecuados para el diagnóstico temprano de los efectos neurotóxicos.
- La inserción de los resultados de la investigación en la práctica.

En nuestra institución se investiga sistemáticamente en el campo de la Neurotoxicología desde finales de la década de los 70. En nuestro trabajo se pueden definir claramente dos etapas en los objetivos y fines de nuestra labor.

Una primera etapa en la cual nuestro interés se centró en la búsqueda, adecuación y validación de técnicas e instrumentos para evaluar a nivel neuroconductual y psicofisiológico; de esta etapa se reportan la adecuación de dos cuestionarios de síntomas subjetivos, el CSS de Hanninnen y Lindstrom. Almirall y Hurtado (1984) y el PNF. Almirall col. 1987.

En esta dirección también se mostró la sensibilidad de las llamadas pruebas "gestálticas."en particular el Bender para detectar trastornos en la coordinación óculo manual en poblaciones expuestas a CO, Mercurio, Plaguicidas, y Solventes. Almirall y col.(1979); (1979[a]); (1981);(1983);(1987); (2001); (2006).

La evaluación psicofisiológica representada mediante los indicadores psicomotores y motor perceptual también requirió estudios para comprobar su sensibilidad y aplicabilidad en la evaluación neuroconductual. Se destacan los estudios de Mayor y col. 1989, en trabajadores expuestos a mercurio explorando la "memoria icónica" en asistentes dentales y trabajadores expuestos a solventes orgánicos mediante evaluaciones taquitoscópicas usando los paradigmas de Stemberg y Witkins. Artacoz (1986).

Estas investigaciones demostraron la necesidad de evaluar el estado funcional del SN y la actividad nerviosa superior controlando la capacidad compensatoria del mismo, principio aplicado a numerosas técnicas de laboratorio y terreno en el campo de la Neurotoxicología, como la prueba de aprendizaje (Learning Test). Almirall (2001).

En una segunda etapa el interés se centró en la búsqueda de modelos que posibilitaran un diagnóstico integral con un criterio sistémico, que evaluara diferentes niveles de expresión de los efectos negativos y el déficit funcional que pueden presentar los expuestos a neurotóxicos antes que sus alteraciones se puedan evaluar mediante datos clínicos.

Se destacan en está etapa los estudios realizados con solventes tales como el Tolueno y el Bisulfuro de Carbono. Ver tabla de publicaciones.

En la primera investigación citada se aplicó un modelo factorial que demostró la "estructura" de los efectos bioquímicos, psicológicos y algunas características de la individualidad, como el tiempo de exposición y la edad de los sujetos. Almirall y col (1987).

En el caso del S2C, la investigación representó el primer intento de crear un algoritmo diagnóstico que representara los efectos en diferentes grados de manifestaciones, de la acción de este neurotóxico. Se comprobó que la reactividad psicomotora y la sintomatología referida en la esfera psíquica resultaron los indicadores más relacionados con el nivel de exposición, Almirall y col. (1987).

A partir de estos resultados y numerosas referencias empíricas de otros investigadores cubanos, la literatura internacional y del estudio realizado con más de 600 sujetos de comprobada exposición, se elaboró un algoritmo diagnóstico que contribuyó notablemente a formalizar nuestros criterios de efectos tempranos y desarrollar nuevas técnicas e instrumentos diagnósticos de más precisión, en particular la batería psicodiagnóstica INSAT., reconocida por algunos expertos en el tema como útil para el diagnóstico psicotoxicológico. **Ver gráfico 1**

Gráfico 1. Algoritmo para el diagnóstico de los efectos tempranos en trabajadores expuestos a neurotóxicos.

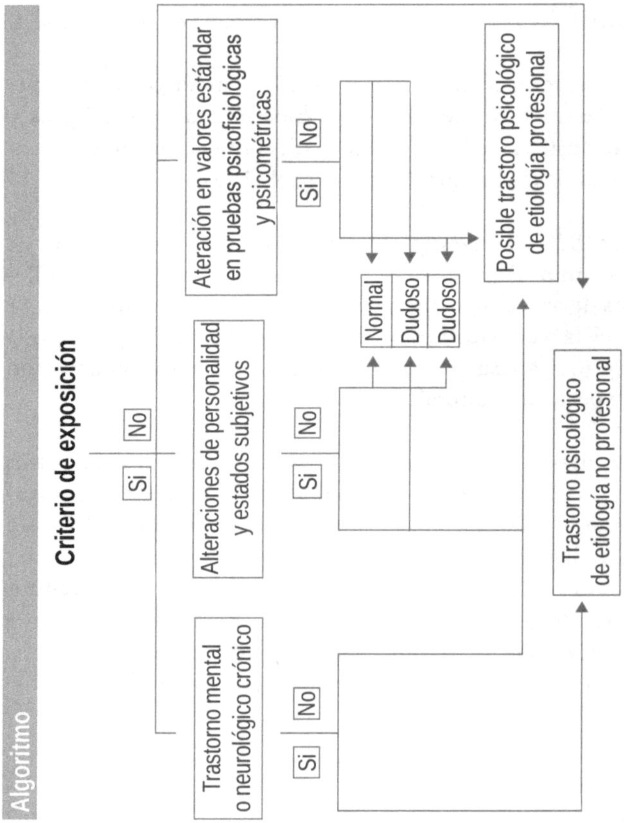

Como un resultado de interés en esta etapa puede citarse la construcción de un modelo para la investigación y diagnóstico de los efectos negativos por exposición a neurotóxicos.

De igual forma se presenta la necesidad de optimizar la evaluación psicodiagnóstica. Con esta intención se elaboró el Programa "PSICOTOX," un "software" que contribuye,- como un sencillo sistema de expertos al diagnóstico de los efectos tempranos por exposición a sustancias neurotóxicas - a partir de la evaluación de 1147 sujetos tratados en el INSAT. en el período de 1980-1992. Esquivel. (1992); Almirall (2000).

En función de los argumentos expuestos podemos afirmar que nos encontramos ante un problema de investigación de gran relevancia para la salud de los trabajadores avalado al menos por los siguientes argumentos:

- La cantidad de trabajadores expuestos a sustancias neurotóxicas en el ámbito nacional e internacionalmente.
- La carencia de un procedimiento generalizado de evaluación de los efectos negativos a la salud que permita la prevención de daños en estas poblaciones.
- Las evidencias que se presentan en el ámbito científico sobre el tema son insuficientes y en algunos aspectos contradictorias.
- La utilización de diversas baterías de pruebas psicológicas e indicadores psicofisiológicos.

Nuestro último capítulo presentará algunas investigaciones representativas de estas diferentes etapas.

2. Marco Teórico

2.1 Bases fisiológicas de la Neurotoxicología.

Aunque existen múltiples lagunas con relación a cuáles son los mecanismos de acción que propician las alteraciones de las sustancias neurotóxicas, algunas evidencias apuntan hacia tres direcciones, más información puede verse en Rojas (1997) Almirall y col (1987) Almirall (2001).

- La primera de ellas, radica en que las sustancias neurotóxicas (plaguicidas, solventes y metales) actúan a nivel del tejido nervioso produciendo cambios en la tensión de oxígeno de las células corticales y afectan por tanto la realización de las funciones fisiológicas cuyo nivel de actividad se mantiene, básicamente a base de la oxidación aeróbica.

- Segundo que por su afinidad estructural, compiten con los precursores de los neurotransmisores, alterando la tasa de estas en los espacios intersinápticos en forma análoga a como algunos psicofármacos inhiben o aceleran la síntesis de catecolaminas con la consiguiente modificación de los estados afectivos.
- Por último, que los neurotóxicos atacan la mielina de las vías de conducción de la información. [Almirall et al., 1987].

En función de lo anterior, se observa que desde el punto de vista fisiopatológico el sistema nervioso tiene una especial vulnerabilidad y sensibilidad a la acción de las sustancias químicas.

No obstante estos hallazgos, persisten algunas interrogantes capitales las cuales son motivo de investigación en numerosas instituciones y preocupan a muchos investigadores.

Una primera interrogante se expresa en la dificultad de reconocer si existen especificidades en la relación sustancia efecto, es decir, hay razones para pensar que los efectos negativos que producen la exposición a solventes, es diferente en sus manifestaciones, que las que pueden presentar otras sustancias neurotóxicas.

Nuestro parecer al respecto se inclina a concebir un efecto negativo general para todas las sustancias neurotóxicas, que puede verse acompañado de manifestaciones específicas de las cuales hablan numerosos hallazgos.

Otro asunto por dilucidar es la llamada hipersensibilidad a los tóxicos, quizás el mejor argumento para explicar algunos efectos que se producen en discordancia con la relación tiempo de exposición – manifestación e intensidad de los efectos.

- **Estudio sobre la genética y la predisposición a estos efectos.**

Grandes esperanzas abrió la investigación genética en este sentido y sobre todo el análisis molecular en las células del tejido nervioso y nuevos marcadores genéticos. En el ámbito de lo laboral aun no tenemos un cuerpo sólido de conocimiento al respecto, como es el caso de las patologías crónicas neurodegenerativas, pero cada día se van encontrando nuevas evidencias genéticas que coadyuvan a explicar la conducta del hombre y sus predisposiciones.

Tanzi (1995) descubrió los genes que producen la enfermedad de Alzheimer: los cromosomas 14 y 21.Miller y Roberson (2003) defienden la hipótesis de que todos los componentes del DNA se formaron debido a cambios atmosféricos y las influencias del ambiente y los cambios geológicos y oceánicos. Por lo tanto cambios a nivel del metabolismo celular acarrearían impactos negativos en el tejido y en última instancia en las funciones de la ANS.

De no desarrollar acciones aceleradas, estamos comprometiendo no solo la calidad de vida de la población actual. Las evidencias científicas apuntan a los efectos genotóxicos que actualmente sufre la población trabajadora, lo que sin lugar a dudas comprometería nuestra descendencia.

En Michigan, un documentado estudio comprobó que la espermatogénesis de los trabajadores y de la población en general había disminuido en un dramático 50% en comparación a los años 50 y que se producían un 14 % más de abortos espontáneos y un 12 % de anomalías congénitas principalmente en la región de los Grandes Lagos. Orris 2000.

Desde finales del 80 y la década de los 90 la investigación experimental ha probado repetidamente la acción de las sustancias químicas sobre la descendencia.

Domínguez Odio y col 2010 describen las lesiones citogenotóxicas en células bucoepiteliales humanas, asociadas a la exposición de químicos laborales (medicamentos antineoplásicos, polvo de cebada, dióxido de carbono, amoníaco, nafta, mezclas complejas de tolueno, metanol, xileno y cloroetileno y vapores de soldadura) e identifican la relación existente entre frecuencia de aparición de trastornos citotxicos con edad, antigüedad en el puesto y hábitos tóxicos. Para lograrlo se realizó un estudio descriptivo y transversal, Rol de las sustancias neurotóxicas en el desarrollo de enfermedades crónicas.

Muy relacionado con este aspecto genético podemos citar la génesis de ciertas enfermedades neurodegenerativas, en particular el Parkinson y la Alzheimer.

Weiss (2006). Reporta déficits conductuales por la exposición a bajos niveles principalmente en población de mineros. Concluye en sus investigaciones que las partículas ultrafinas pueden llegar al cerebro. Lo relaciona con el Parkinson y con otras enfermedades neurológicas. Mecanismos particulares distinguen un set de parámetros cerebrales que pueden producir una sensibilidad particular, incluso a dosis muy por debajo de las normas. Esto se recrudece cuando no ha madurado el sistema nervioso.

Puede producirse un largo periodo de daños subclínicos que justifican un largo periodo asintomático. La aparición de los síntomas y los mecanismos que la propician continúan desconocidos.

2.2 Tareas de la Neurotoxicología, tipos de exposición.

A partir de la experiencia acumulada nos atrevemos a pronosticar un grupo de tareas que corresponderán a los que se desempeñen en esta esfera. El inventario no es exhaustivo pero esta a nuestro criterio tiene prioridad.

- Evaluación y diagnóstico de los daños funcionales del SNC para niveles umbrales y subumbrales. Como hemos señalado en párrafos anteriores, la Neurotoxicología laboral se interesa fundamentalmente de los llamados efectos tempranos, donde en muchas oportunidades el daño no se ha perpetuado y existen ciertas posibilidades de recuperación de un nivel óptimo de funcionalidad.

- Vigilancia epidemiológica. Pensamos que los métodos de la neurotoxicología representan una esperanza para la instalación de programas de vigilancia, aplicables desde el punto de vista económico y eficaces, en su verdadera función preventiva.
- Complemento de otros métodos para la evaluación de efectos negativos del trabajo. Pensamos que en el campo de la prevención en salud ocupacional y en particular cuando se trata de la exposición a sustancias neurotóxicas los resultados que se obtienen en la evaluación de los trabajadores expuestos van encaminados más que a trastornos a evaluar la funcionalidad, ya que el diagnóstico neurotoxicológico pasa de ser un criterio médico a un criterio ético. Es decir la comparación del hombre no va hacia la patología si no a lo que es, contra lo que debería ser, en relación a la edad y su funcionamiento físico y psíquico.
- Evaluación de la efectividad del tratamiento y la rehabilitación. Es este aspecto, a nuestro juicio el menos desarrollado, el problema de la rehabilitación cognitiva y en general la posibilidad de contribuir al mejoramiento de algunas capacidades del hombre pensante como sería la memoria, la psicomoticidad, la atención entre otras, este tema se encuentra más en el campo de la investigación que de la aplicación práctica.
- Tipos de exposición: Las enfermedades profesionales causadas por sustancias neurotóxicas adquieren un carácter agudo o crónico en dependencia de la intensidad y duración de la exposición.

La exposición de carácter agudo (generalmente breve pero de elevada intensidad y habitualmente superior en varias veces al límite de tolerancia del organismo) genera una disminución inmediata y profunda de la función mental, los efectos suelen ser letales y sus signos clínicos evidentes e inmediatos.

La acción por exposición crónica a concentraciones bajas (no exceden o están por debajo de los límites permisibles) provocan alteraciones neurotóxicas que se expresan inicialmente en cambios sutiles de la función psicológica y el comportamiento.

En este caso sus rasgos típicos son las manifestaciones clínicas tardías, la inespecificidad del cuadro clínico con respecto a las enfermedades comunes del sistema nervioso, como a las diferentes sustancias neurotóxicas y la interferencia o sinergismo de la acción del tóxico con otros factores internos o del ambiente que con frecuencia enmascaran el cuadro clínico.

Niveles más elevados de exposición producen: encefalopatías, alteración de la función neurotransmisora, alteraciones de la membrana celular, alteración selectiva en funciones cerebrales o axonopatía tipo distal proximal. La acción de los neurotóxicos por intoxicación aguda es conocida, pero poco se sabe sobre las intoxicaciones crónicas que ocasionan algunos de estos neurotóxicos.

Los daños al sistema nervioso central, producidos por sustancias neurotóxicas no se reconocen fácilmente por los métodos de diagnóstico clínico convencional, siendo sus manifestaciones, la expresión de un amplio rango de disturbios de la función neuropsicológica.

De esta manera se considera al sistema nervioso central el indicador ideal para detectar cambios precoces probablemente reversibles (antes de que ocurra daño orgánico permanente) de las enfermedades por exposición a psicotónicos.

Estos cambios pueden ser causados por acción directa sobre el sistema nervioso central y periférico, y/o por interferencia con procesos metabólicos, los cuales producen alteraciones funcionales en el sistema nervioso.

Estas alteraciones de las funciones conductuales se manifiestan en la destreza adquirida, en las habilidades, en el aprendizaje, en la memoria, vigilancia, atención, toma de decisiones y en otras funciones psicomotoras. Esta especialidad es relativamente novedosa. Los primeros trabajos conducidos a demostrar la relación entre el comportamiento y la exposición a sustancias neurotóxicas surgen en la década de los años cincuenta y ya con mayor sistematicidad en los sesenta con los trabajos de Hanninnen y Lidstrom en Finlandia. [Almirall,2001].

En Cuba, el Instituto de Medicina del Trabajo y después el INSAT desde finales de la década de los setenta investiga sistemáticamente en este campo.

2.3 Clasificación de las investigaciones Neurotoxicológicas.

La Neurotoxicología, como especialidad que coadyuva a la evaluación de los quimiotóxicos, se clasifica en tres grandes grupos según el tipo de investigación y los objetivos que persigue.

I. Investigaciones experimentales con sujetos humanos y animales, dirigidos a explorar los efectos de sustancias potencialmente nocivas o de las combinaciones de las ya conocidas. En estas se trata además de determinar con la mayor precisión (debido a que se controla el nivel de exposición), la naturaleza de los efectos y las concentraciones límites para diferentes períodos de tiempo, que oscilan, desde exposiciones instantáneas hasta un equivalente aproximado de la jornada laboral. Los estudios experimentales con animales sirven además para evaluar el efecto acumulativo de la exposición.

II. Estudios epidemiológicos dirigidos a comprobar el tipo y la frecuencia con que se presentan alteraciones psicológicas en poblaciones expuestas a diferentes sustancias y niveles de éstas.

III. Estudios clínicos orientados al diagnóstico de sujetos expuestos que evalúan el papel relativo de factores como la edad, el tiempo de exposición, la experiencia, algunas cualidades de la persona, incluyendo la personalidad premórbida, etc.

3. Métodos y técnicas del psicodiagnóstico. Aplicaciones en Neurotoxicología:

La Neurotoxicología, como una de las especialidades que coadyuvan a la evaluación de los efectos producidos por los quimiotóxicos emplea para lograr su cometido una gama de instrumentos. El diagnóstico psicotoxicológico que se basa en la utilización de métodos, técnicas e instrumentos de carácter objetivo y científico para la evaluación de esos efectos y brindar algunas sugerencias para su posible tratamiento y las necesidades de prevenir sus consecuencias. [Almirall y col., 1987] (2001).

Modelos de evaluación, funciones que se miden:

• Áreas de la actividad psíquica:
Estas se ubican en tres áreas de la actividad psíquica:

- Funciones cognoscitivas:
  Memoria a corto plazo (particularmente la visual), percepción (velocidad e integración perceptual) y atención.
- Funciones psicomotoras:
  Tiempo de reacción y coordinación óculo-manual.
- Estados afectivos:
  Disminución de la extroversión, rasgos neuróticos (labilidad, depresión-irritabilidad, disforias) y abundancia de síntomas subjetivos (trastornos del sueño, fatiga, vértigo, confusión, ansiedad y disestesias).[Almirall, et al., 1987].

3.1 Instrumentos y baterías reconocidos internacionalmente.

En las dos últimas décadas especialistas de diferentes países del mundo, han construido y recomendado un gran número de baterías (pruebas psicométricas) para la evaluación neuroconductual por la exposición a sustancias neurotóxicas. Pruebas rescatadas de la práctica clínica o de la Psicología y Psicofisiología diferencial, tanto en su aplicación tradicional como en las llamadas baterías computarizadas.

El supuesto básico de las mismas, considera que las consecuencias de la acción dañina de los neurotóxicos pueden reflejarse en la conducta, las capacidades psicológicas u otras manifestaciones de daño en la integridad funcional del sistema nervioso.[Hanninnen, (1991); Johnson, (1990); Almirall,(1987); (2001)].
En Neurotoxicología ocupacional, algunas de las baterías científica-

mente confiables, válidas, aplicables y mayormente utilizadas a nivel internacional, son las desarrolladas en los siguientes países:

Finlandia:

- Battery Behavioral Test Health Institute of Occupational. (Hänninen y Lindstrom 1979)

Estados Unidos:

- Mt. Sinai 1970s-1980s battery.[Valciukas y Lilis,1980].
- Pittsburgh Occupational Exposures Test BatterY (POET).[Ryan et al.,1987].
- CNS-B.[Bowler et al.,1986].
- Neurobehavioral Evaluation System (NES).[Letz y Baker,1986; Letz,1990].
- Armed Forces Cooperative Performance Assessment Battery(UTC-PAB).[Englund et al.,1987].
- Microtox Test System (MTS).[Eckerman et al.,1985].
- Automated Performance Test System (APTS).[Kennedy et al.,1987].

Suecia:

- Test Battery for Investigating Functional Disorders (TUFF).[Hogstedt et al.,1980; Ekberg y Hane,1984].
- Swedish Performance Evaluation System (SPES).[Gamberale et al., 1990].

Cuba:

- IMT. [Almirall y col., 1987].
- DIANA.[Mayor y col Centro Nacional de Neurociencias, 1995].

Italia:

- Milan IOH Battery.[Angotzi et al.,1980].
- Milan Automated Neurobehavioral System (MANS).[Gamberale et al.,1990].

Inglaterra:

- London School of Hygiene Battery.[Cherry et al.,1984].

Dinamarca:

- Cognitive Function Scanner.[Laursen,1990].

Organización Mundial de la Salud:

- Neurobehavioral Core Test Battery (NCTB).[Johnson et al.,1987].

Australia:

- Information Theory Battery.[Williamson et al., 1982; Williamson, 1990].

Estas pruebas psicológicas (de evaluación subjetiva y/o cognitivas) organizadas en forma de baterías (tradicional o computarizada) permanecen como las pruebas diagnósticas más sensibles y con eficacia comprobada, para detectar tempranamente los efectos de un déficit en el estado funcional del trabajador atribuible a la acción de las sustancias neurotóxicas.

3.2 Batería IMT.

La batería IMT citada en lista de modelos de evaluación utilizados a nivel internacional, ha mostrado gran aplicabilidad, confiabilidad y consistencia al evaluar poblaciones expuestas tanto a plaguicidas como a otras sustancias neurotóxicas.

Esta fue elaborada por el Instituto de Medicina del Trabajo "Julio Trigo" de Cuba, (Actualmente INSAT) sobre la base de 30 años de investigación psicológica en trabajadores expuestos a sustancias neurotóxicas.

La batería IMT la integran pruebas que no resultan fatigantes ni crean tensiones excesivas y están libres de la influencia de factores de distorsión como el nivel cultural y la experiencia profesional.

Consta de tres tipos de evaluación: la primera es una evaluación psicofísica y psicofisiológica, la segunda una psicométrica y la última una entrevista clínica. Un resumen de las pruebas más utilizadas en nuestra batería se expresa en el siguiente cuadro.

Baterías computarizadas.

En las dos últimas décadas se han desarrollado una gran cantidad de baterías de pruebas neuropsicológicas para estudios neuroconductuales, neurológicos y psiquiátricos. Estas baterías contienen pruebas diseñadas y validadas en la psicología clínica o desarrollada en los laboratorios experimentales de la psicología cognitiva. Un intento de mostrar como ha sido el desarrollo de estos instrumentos se ofrece en la **Tabla 1**.

Tabla 1. ETAPAS DE LA CONFORMACIÓN DE PRUEBAS PSICOLÓGICAS Y NEUROPSICOLÓGICAS EN EL CAMPO DE LA NEUROTOXICOLOGÍA.

ETAPAS	TIPO DE PRUEBA	OBJETIVOS	DESVENTAJAS
I	- Holstead-Reitan - Batería Luria-Nebraska	- Diagnóstico de trastornos neuro psicológicos	- Muy largas - Poca información sobre el estado funcional - Solo aplicables en la clínica
II	- Baterías compuestas por pruebas utilizadas en el diagnóstico diferencial	- Evaluar trastornos del estado funcional - Dirigidas al diagnóstico temprano	- Tiempo de aplicación. - Poder discriminativo. - Dificultad en el centro la individualidad
III	- Baterías semi y totalmente computarizadas	- Usos múltiples (clínico epidemológico)	- Relación hombre computadora

La computarización de estas pruebas permite incrementar sensiblemente su objetividad, confiabilidad y su capacidad para detectar déficits subclínicos. DIANA Manual de Usuarios 2005.

La aplicación del sistema DIANA ofrece las pruebas siguientes:

Cuadro 1. Pruebas del sistema Diana.

Ejecución continua	Memoria espacial
Trazado con hitos	Correspondencia figura-palabra
Atención dividida	Categorización semántica
Emparejamiento de dígitos y símbolos	Categorización fonológica
Comparación de patrones	Comprensión sintáctica (Token)
Exploración visual	Tiempo de reacción simple
Estimación de tiempo	Tiempo de reacción simple asociado
Prueba de Stroop	Tiempo de reacción discriminativo
Amplitud de memoria	Frecuencia de golpeteo
Exploración en memoria (Sternberg)	Seguimiento visuomanual (Tracking)
Reconocimiento de patrones	Identificación de emociones faciales
Reconocimiento de rostros	Sorteo de cartas
Aprendizaje de palabras	Formación de categorías
Recuerdo de trigramas	

Las pruebas constan, por lo general, de una configuración, de la consigna o explicación al sujeto sobre la tarea que va a ejecutar, de ensayos de entrenamiento y de la propia prueba. La configuración puede ser modificada en la opción **Configuración de las pruebas** del comando **Configuración**. Para aquellas pruebas que incluyen ensayos de entrenamiento (ver **Tabla resumen**), en la configuración se puede especificar la cantidad de ensayos dedicados a este fin, que no podrá ser mayor que la cantidad de ensayos de la prueba. Tanto para el entrenamiento, si lo hubiere, como para la propia ejecución de la prueba, la consigna es la misma.

Cuadro 2. Algunas pruebas más utilizadas en la década de los 80 en el IMT y que conformaron nuestra batería inicial. Almirall 1988.

EVALUACIÓN INDIVIDUAL.

Entrevista
PNF Pesquisaje Masivo
CSS
EPI, FAI
Memoria
D2
BENDER
BENTON
Tiempo de reacción
Destreza manual
Mediciones taquitóscopicas

Durante algún tiempo desarrollamos instrumentos propios o después de pasar por un proceder de validación. Así surgió la batería IMT a las que se le unió algunos subtest del DIANA, que la convirtieron en una batería semi computarizada. Un poco más tarde, 1987, se acopló al PSICOTOX y los resultados pudieron ser brindados de una forma rápida y más interactiva.

En la segunda mitad de la década de los 90 se incorporaron otros modelos para el diagnóstico que consideraban la posibilidad de conjugar las pruebas de papel y lápiz con otras computarizadas, así como incorporar mediciones psicofisiológicas y fisiológicas en busca de un índice integral de afectación por la exposición sostenida a sustancias neurotóxicas en el ámbito laboral.

3.3 Evaluación fisiológica y psicofisiológica: Algunas técnicas e instrumentos.

Este tipo de evaluación tiene como objetivo la relación existente entre el modelo nervioso y la imagen psíquica.

Se utiliza para caracterizar variables ontogenéticas, rasgos de la personalidad y factores humanos en los sistemas hombre máquina, la memoria, el aprendizaje y otras habilidades que pueden verse afectadas por la exposición mantenida a neurotóxicos.

Clasificación.

Ha resultado muy difícil el establecer una clasificación capaz de coincidir los diferentes criterios actuales sobre la naturaleza y tipos de indicadores, funciones a evaluar, procedimientos, técnicas e instrumentos con que cuenta en la actualidad la Psicofisiología.

Un intento, con la única intención de presentar con determinado orden estas técnicas, es ofrecido en la siguiente tabla.

Tabla 2. Métodos para la evaluación fisiológica y psicofisiológica de trabajadores expuestos a neurotóxicos.

Indicadores electrofisiológicos	Técnicas	Instrumentos
	Electroencefalográficas E.E.G. Potenciales evocados CNV	Electroencefalógrafo Equipos modulares de registro y análisis
	Electrocardiográficas Variabilidad de la frecuencia cardíaca Frecuencia cardíaca	Electrocardiógrafo Equipos modulares de registro y análisis
	Electromiográficas Velocidad de conducción motora	Electrocardiógrafo
	Dermogalvánica	Integrador de señales
Motor-perceptual	Sensoriales a.- Táctiles b.- Visuales c.- Auditivas	Taquitoscopio Flicker UDT
	Motoras Velocidad de respuesta y discriminación	Reactímetros

El Centro de Neurociencias de Cuba CNC; ha propuesto un modelo que contempla la evaluación interdisciplinaria de los expuestos a neurotóxicos. Modelo y batería que se sometió a una gran y exitosa intervención en la petroquímica colombina ECOPETROl y en las floristas de ese país del Castillo (2001).

Tabla 3. Esquema General de los Procedimientos Diagnósticos recomendados por el CNC.

SCN	
Examen Neurológico*	Vigilia, Orientación, Lenguaje, Funciones Adaptativas y Capacidad Intelectual General (Mini Mental State Examination).
Examen Cognitivo	- Atención (selección, mantenimiento y distribución): • Tarea de Ejecución Continua (CPT) • Comparación de Dígitos y Símbolos - Percepción (codificación y categorización visual): • Identificación de Patrones Visuales • Interferencia Perceptual (Stroop Test) - Memoria (amplitud, memoria de evocación y reconocimiento): • Amplitud de Memoria (Digit Span) • Aprendizaje de Palabras - Coordinación Visomotriz: • Tiempo de Reacción Discriminativo • Seguimiento Visomanual
SNP	
Examen Neurológico*	- Funciones Sensoriales (Sistemas Sensoriales, Sensibilidad general y Reflejos) - Funciones Motoras, Fuerza, Coordinación, Postura, Equilibrio y Marcha -Nervios Craneales.
Conducción Nerviosa Periférica	- Conducción de los nervios sensitivos de ambos miembros en las extremidades superiores e inferiores (mediano y crural). - Conducción de los nervios motores de ambos miembros en las extremidades superiores e inferiores (mediano y peroneo).

Funciones Vegetativas, de Relación y Estado Emocional	
Examen Neurológico	- Sueño, Estado Emocional y Personalidad - Encuesta de Síntomas y Percepción del Estado de Salud (PNF)

* *El examen Neurológico se presenta por áreas con propósitos solamente descriptivos. De hecho, constituye un examen único y es considerado un test fundamental.*

A continuación describiremos brevemente algunos indicadores, técnicas e instrumentos de uso relativamente común en la evaluación neurotoxicológica especificando el nivel y tipo de evaluación.

3.3.1 Frecuencia Crítica de Fusión Flicker.

Como Frecuencia Crítica de Fusión se conoce a un fenómeno donde el sujeto responde a un estímulo objetivo, generalmente al menor número de interrupciones de una luz, regularmente aplicado, en el caso de la frecuencia crítica de fusión visual.

Dicha luz debe dar la sensación de continuidad; debido a que su frecuencia aumenta con la intensidad de la misma, pero es fija para cada intensidad. Morrros Sarda (1968); Akos y Akos (1967).

Aunque sobre esta modalidad habló Ptolomeo en el segundo siglo de nuestra era, no es hasta 1834 y 1835 que el inglés Talbot y el belga Plateu explicaron este fenómeno y mucho más tarde, es que Phillips (1933) y Ferre (1933) lo consideran como un elemento útil para el diagnóstico precoz de los tumores cerebrales (Bobon y col.1982).

Por varias décadas se limitó a esta esfera el uso de la FCF, pues se creía que este fenómeno era motivado exclusivamente por la función retiniana. Sin embargo, posteriormente se comprobó que en la FCF intervienen todos los componentes de la percepción visual, receptor, vías y la corteza de la región occipital de cerebro Simonson y Brozek (1954); Baschera y Granjean (1979), lo cual permitía que se utilizara como un indicador del "tono" del Sistema Nervioso Central y de hecho como un indicador de fatiga, lo cual ha sido confirmado por numerosas experiencias concretas.

Está generalizado el uso del Flicker para la determinación de la FCF, existen al menos dos procedimientos para la obtención de valores de la FCF: el método de los límites y el de elección forzada. En la primera modalidad del método de los límites denominado ascendente, el estímulo luminoso aparece al observador en forma de centelleo, el cual llega a fusionarse debido a un incremento de su frecuencia. Esta frecuencia, que coincide con un punto luminoso fijo, es lo que se denomina FCF.

En la otra modalidad llamada descendente, la luz aparece fija al observador y en la frecuencia donde el sujeto percibe que comienza a centellear se determina el valor umbral de centelleo. Ambos procedimientos, realizados a la misma persona en condiciones exactamente iguales, no coinciden, pero sus diferencias no son significativas. Se conoce también un método que combina los dos anteriores y el de elección forzada, pero ambos son de menor uso en la práctica.

Un decrecimiento en el punto de fusión o umbral de centelleo reflejan, según numerosos autores, una disminución de la actividad cerebral, la FCF es en cualquier caso, un número que representa la frecuencia expresada en ciclos por segundo. Grandjean (1979); Simonson y Brozek (1954); Ryan (1974).

Frecuentemente se le atribuye a la FCF, el papel de un indicador general de fatiga y efectos negativos que reflejan una inhibición de la neurodinámica cortical. Simonson (1954) fija en un 10% la disminución necesaria de la FCF entre el reposo y al finalizar una actividad para considerarse un decrecimiento significativo, independientemente de la naturaleza y las exigencias que impone la tarea.

Sin embargo, los resultados obtenidos al relacionar las variaciones de la FCF frente a diferentes tipos de esfuerzos físicos han sido muy discutidos. Simonson y Enzer (1954) estudiaron el efecto de varios tipos de trabajo con requerimientos físicos sobre las FCF y encontraron que después de un trabajo estático la FCF se incrementa en un 79% de los 50 sujetos estudiados; que al aplicar un trabajo anaerobio intenso, la FCF decrecía en el 75% de los casos.

Contrariamente Bozeck Keya (citados por Ryan, 1974) no encontraron cambios significativos cuando hicieron caminar en el "Treadmill" a un grupo de sujetos a 3,5 m/p/h, con 10 grados de inclinación por un tiempo de dos horas. En esta ocasión, la mayoría de los sujetos respondieron con un incremento ligero en la FCF, concluyendo estos autores que el trabajo muscular pesado no tenía repercusión sobre la FCF excepto en extremas condiciones ambientales.

En nuestro criterio, la FCF, evaluada mediante el Flicker está muy relacionada con el tipo de tarea y los mecanismos psicofisiológicos que se pongan en juego. Manero y Urgellés (1979) reportaron resultados muy similares a los de Simonson y Enzer (1954) con un ligero incremento de la FCF al efectuar un ejercicio con cargas submáximas en una bicicleta ergométrica.

Sin embargo, Cordero y Almirall (1980) encontraron una significativa disminución del FCF en trabajadores de una editorial entre el comienzo y el final de su jornada, la cual se incrementaba notablemente al analizar los valores obtenidos al inicio y al final de la semana de trabajo.

Basachera y Grandjean (1979), investigaron los efectos de tareas repetitivas de selección de reacciones con diferentes grados de dificultad sobre el nivel de activación, concluyendo que una tarea repetitiva con bajo grado de dificultad produce un decrecimiento de la FCF y no se deteriora el estado subjetivo y al contrario, una tarea repetitiva con un alto grado de dificultad produce un decrecimiento pronunciado del nivel de activación acompañado de un deterioro del estado subjetivo.

Si bien no existen aún normas fijas para la aplicación y evaluación de la FCF en un reciente simposium realizado en el 12 mo. Congreso del Colegio Internacional de Neuro-Psicofarmacología, (Suecia 1980) algunos investigadores expusieron sus experiencias y recomendaciones sobre la aplicación del Flicker las cuales a nuestro parecer orientan notablemente al interesado en la aplicación de esta técnica:

1. Es recomendable el uso de la FCF, en aquellas profesiones en que se ponga en juego el desempeño de los telerreceptores y en particular la visión. Aufdembrinke (1982); Kranda (1982), Parrot (1982).

2. La Ley de Ferry-Portier es el fundamento teórico que permite una estandarización de la evaluación de la FCF, en función de la relación intensidad de la luz del estímulo y la luz de fondo. Se ha comprobado empíricamente que la FCF varía directamente con el logaritmo de la intensidad del estímulo luminoso. Levander (1982) Parrot (1982).

3. La medición de la FCF mediante el Flicker, debe hacerse mediante un número de mediciones breves, que sobrepasen los cinco umbrales instantáneos, preferentemente por el método descendente, si se usa el método de los límites. Parrot (1982) Ott y Fichte (1982)

4. La correlación con otros indicadores del nivel de activación y las manifestaciones subjetivas, indican que decrecimientos mucho menores a los reportados por Simonson y col. pueden estar reflejando efectos negativos de la carga de trabajo. Bobon y col. (1982); Kranda (1982). Toda la bibliografía de este acápite puede ser consultada en: Almiral PJ; Almirall A. Frecuencia Crítica de Fusión. Valores en sujetos sanos. Boletín de Psicología del Hosp. Psiquiátrico de la Habana. No. 1. Vol. XIII, Enero - Abril, 1992.

3.3.2 Mediciones taquitoscópicas

Se realizan con uno de los instrumentos más utilizados en la Psicología experimental: el taquitoscopio, atribuido en una de sus modalidades más populares a Donders a principios de siglo, para más información histórica ver Almirall. P. CARPSI. Versión 2 Programa para el estudio de la carga Psíquica. Software INSAT. La Habana 1994.

Consiste en un dispositivo óptico / mecánico que permite la presentación de estímulos visuales a muy corta duración en el orden de la 10 milésimas de segundos Takey KiKi Kogio Co, Manual de uso. Japón 1978 y permitiendo identificar la capacidad perceptual, llamémosle pura, de un sujeto al limitar al máximo la influencia que la experiencia personal pueda aportar.

Numerosas variantes modernas de este instrumento pueden encontrarse en cualquier manual de equipos sobre Psicología Experimental, aunque se va extendiendo el uso de la computadora para evaluar estas funciones perceptuales. Numerosos paradigmas como el de Stemberg y el de Witkins se aplican con dicho instrumento. El INSAT utiliza desde la década del 80 con mucho éxito la prueba de TAWAPRO, ideada por el grupo de Psicodiagnóstico del Instituto Central de Medicina del Trabajo de Berlín y de muy fácil aplicación, calificación e interpretación. Almirall (1987).

En el caso de la Neurotoxicología ha resultado muy efectivo para separar poblaciones de expuestos, presumiblemente afectados, tempranamente de los normales, a partir de indicadores tan reconocidos como la llamada memoria icónica o ultracorta.

3.3.3 Capacidades psicomotoras. El Tiempo de Reacción.

Dr. en Ciencias Psicológicas Jorge Mayor Ríos. Investigador Titular. Centro Nacional de Neurociencias de Cuba.

Habitualmente; el tiempo de reacción, (TR) se asocia con la velocidad o rapidez conque se ejecuta una acción, ej.: detener un auto ante la aparición de un obstáculo imprevisto. Sin embargo, el interés que existe por este fenómeno desde los comienzos mismos de la psicología se relaciona sólo indirectamente con este aspecto de la actividad humana.

Lo que en realidad se trata de medir cuando se evalúa el TR, es el tiempo que transcurre desde que se presenta un estímulo (E), hasta el momento en que se inicia la respuesta (R), es decir, precisamente, el tiempo que demora en iniciarse la acción correspondiente; un tiempo pues, que bien podría llamarse tiempo mental.

Con todo, la representación del sentido común acerca del TR no es enteramente falsa ya que, como se sabe, la duración de los procesos mentales no puede ser estimada directamente, sino que debe inferírsele a partir de las acciones externas, verbales o motoras, presuntamente relacionadas con ellos.

Por ello, aunque el TR se utiliza esencialmente como un indicador de la dinámica de los procesos psíquicos superiores, cognitivos y afectivos, su cálculo incluye, necesariamente, no sólo el tiempo de la actividad mental exigida por la tarea, sino, además, el tiempo que abarca la conducta en la que ellos se manifiestan.

De este modo, en los hechos, el TR que se obtiene en los laboratorios de psicofisiología es una composición del período que ocupan los procesos psíquicos del sujeto y del que ocupa su conducta; dicho brevemente, del tiempo mental y del tiempo motor (TM).

La historia del TR bien pudiera resumirse en la búsqueda de procedimientos para conseguir una distinción lo más nítida posible entre el TM, considerando una suerte de artefacto indeseable, y el tiempo mental, verdadero motivo de investigación. Esto, que pareció encontrar respuestas relativamente sencillas al principio, se convirtió en genuino problema perenne de la psicofisiología, una vez que comenzó a revelarse que ni el TM es tan periférico como aparenta, ni el tiempo mental es puramente cognitivo.

Desde el punto de vista operacional el TR puede ser definido a partir de los elementos que Danev y De Winter (1980) asumen como básicos de una tarea típica de TR, a saber:

a) Un E o conjunto de Es, a los que se debe reaccionar con alguna clase de acción, generalmente motora.
b) Una R o conjunto de Rs que constituyen la acción.
c) Cierta correspondencia entre E y R.

La latencia de la R, es decir, el intervalo que media entre iniciar el E y el inicio de la R, es el TR.

Desde una perspectiva estructural, las etapas o eslabones que constituyen este fenómeno son (Welford, 1968):

1) El tiempo que toma un E para activar los receptores, más el tiempo necesario para que los impulsos provocados por ese E lleguen a los centros corticales.
2) El tiempo que consumen los procesos centrales para el tratamiento de las señales (codificación, toma de decisión, etc).
3) El tiempo necesario para energizar los músculos y producir Rs.

De la descripción precedente se sigue con facilidad que el TR, si bien puede continuar interpretándose como la resultante del tiempo mental más el tiempo motor, en realidad es un fenómeno que involucra diferentes niveles de regulación psicofisiológica y que está constituido por la composición de "tiempos" de diversas naturalezas".

Debido precisamente a esta complejidad estructural y dinámica, el TR está sujeto a la influencia de una numerosísima variedad de factores, cuya acción se manifiesta en la acentuada variabilidad intra e interindividual que refleja el TR.

La activación de los receptores tiene lugar en las etapas iniciales del proceso, por ejemplo, depende, por lo menos de la intensidad de E, de la modalidad sensorial comprometida, y del nivel de activación momentáneo. Por su parte, el tiempo que necesitan los impulsos para arribar a los centros corticales tiene que ver, sobre todo, con la velocidad de conducción de las fibras nerviosas y sus características.

Respecto del tiempo de realización de las operaciones psíquicas propiamente dichas, las fuentes de variabilidad son aún mayores. Ante todo, son decisivos, la operación o proceso psíquico involucrado, los requerimientos cuanti y cualitativos de la tarea, el nivel general de activación, la compatibilidad R-R y la práctica.

El tiempo motor, finalmente es entre otras cosas, una fundación de la amplitud del movimiento requerido y la práctica.

Debe decirse que, además de estas fuentes de variabilidad del TR, son notables la influencia de la edad y en especial del estado motivacional del S. Sólo por razones de tiempo no nos detenemos aquí en ellos.

Podemos adicionar a las consideraciones teóricas y metodológicas que nos aporta Mayor, que los TR más utilizados en nuestra experiencia en el INSAT es el TR simple, el TR simple asociado y e TR discriminativo; cada variante puede ser considerada en función de la capacidad que exige para el procesamiento de información, en nuestra experiencia eminentemente visual. En el capítulo de experiencias empíricas se ejemplifica el uso de estas modalidades del tiempo de reacción.

En la actualidad el uso de equipos individuales puede considerarse una etapa superada, ya que la automatización y los llamados "paquetes de programas" han superado los altos costos de estos equipos, midiendo las mismas funciones, en oportunidades, superando a estas tecnologías.

Por ejemplo Amador (2010) automatizó el tiempo de reacción mediante su software SPLIT que permite, no solo evaluar automáticamente el TR, no solo en sus diferentes variantes: simple, discriminativo, asociado, entre otros; sino que el software es capaz de evaluar el tiempo decisional y el tiempo motor.

3.4 La aplicación de la electrofisiología del sistema nervioso.

Tomado del Manual Psicofisiología, Aplicaciones en salud y trabajo, Emilio Gumá, Doctor en Ciencias Biológicas, Profesor Titular, Especialista de 2do. Grado en Fisiología y Patología del Hospital Psiquiátrico de La Habana, modificado por el autor del presente libro Almirall P (1999), (2012).

El Sistema Nervioso (SN) en conjunto es tanto un órgano único como un conglomerado de órganos que reciben la información procedente del cuerpo y del medio externo, la procesan y elaboran respuestas.

Los nervios sensoriales y motores, constituyen lo que anatómica y fisiológicamente conocemos como Sistema Nervioso Periférico (SNP), mientras que las porciones de SN que procesan las informaciones internas y externas y que generan las respuestas, esto es, la médula espinal y el encéfalo, constituyen el Sistema Nervioso Central (SNC).

El SNC está organizado verticalmente según un plan jerárquico de subordinación de las estructuras más inferiores y más antiguas filo y ontogenéticamente a las estructuras craneales y más nuevas.

En este plan de organización jerárquica vertical del SNC, la corteza de los hemisferios cerebrales ocupa la cúspide, por ser las zonas de mayor complejidad estructural y funcional, de mayor abundancia de elementos y de mayor riqueza de interconexiones entre sus elementos y con las demás proporciones del SN.

Sin embargo, la corteza cerebral necesita para su funcionamiento de las otras porciones del SNC, no sólo como vía para recibir información pre - elaborada y codificada y para enviar órdenes que deben ser distribuidas, sino también para recibir una influencia tonificadora y en general reguladora, que le permita y le obligue a desarrollar un tipo y grado de actividad, que esté acorde a las exigencias adaptativas en cada momento (vigilia extrema con alta tensión selectiva, vigilia indiferente y relajada, sueño ligero, sueño profundo, etc.). De este modo, a pesar del plan de subordinación jerárquica, la corteza cerebral interactúa, formando un sistema más complejo de regulación mutua, con las estructuras subcorticales, tales como los núcleos talámicos, el sistema límbico y la formación reticular del tallo cerebral.

Para el estudio de los procesos cerebrales, tanto a nivel de sus mecanismos internos celulares como de sus resultados, como conducta del sujeto en y frente a su medio físico, psicológico y social, puede apelarse a técnicas muy variadas ultraestructurales, histo–inmuno-químicas, biofísicas, bioquímicas, electrofisiológicas, psicofísicas, conductuales verbales y ejecutivas, etc., pero en todos los casos, cualquiera que sea la técnica y cualquiera que sea el objeto particular de estudio, a nivel celular o a nivel de la conducta social, se debe y se puede mantener una unidad conceptual, un marco de referencia único, que está dado por el sólido reconocimiento materialista dialéctico e histórico del cerebro como órgano de la conducta, y de la neurona como unidad estructural y funcional del cerebro y por ende de los mecanismos que sirven de base para la generación de una conducta. Como afirmara el difunto académico soviético A. R. Luria, (1977), las funciones psíquicas superiores del hombre constituyen complejos procesos autorregulados, sociales por su origen, mediatizados por su estructura, conscientes y voluntarios por el modo de su funcionamiento.

Esta variedad de enfoques técnicos con una base teórica unitaria, crean en la práctica un lenguaje propio y común a todos quienes enfocan integralmente el estudio del SN. A este gran campo de la Ciencia, en el cual es difícil diferenciar a quién llamarle morfólogo, a quién bioquímico, a quién fisiólogo, a quién farmacólogo, a quién clínico, quién psicólogo, a quién matemático o estadístico o a quién analista de sistemas, a este vasto campo, diverso metodológicamente y unitario conceptualmente y por sus objetivos, se le llama el campo de las Neurociencias y ha sido el fruto del arduo trabajo durante muchos años de grupos de investigadores asociados en equipos de trabajo multi e interdisciplinario.

Esta interciencia con sustantivo en plural, las Neurociencias, a la que prácticamente cada humano le es ajeno, también ha buscado y está encontrando aplicaciones en el campo de la Salud Ocupacional en general y en el estudio de las enfermedades profesionales en particular.

3.4.1 Generalidades electrofisiológicas

Entre el medio interno de toda célula viva y el medio externo que la rodea, y del cual está separada por una membrana celular que es un complejo aparato de permeabilidad selectiva y variable, existen diferencias en las concentraciones de los diferentes iones. Estas diferencias de partículas químicas cargadas eléctricamente entre interior y exterior de la célula, producen a través de la membrana celular, el mantenimiento de una diferencia del potencial eléctrico. Las diferencias de concentración icónica, la permeabilidad de la membrana y la diferencia de potencial eléctrico cambian con la actividad de la célula. La actividad simultánea de grandes poblaciones de células produce potenciales eléctricos que pueden ser medidos de forma relativamente sencilla.

El electrocardiograma, la actividad eléctrica producida por las células del músculo cardíaco en su proceso rítmico y coordinado de excitación conducción – contracción – relajación - repolarización, es familiar para todos, al igual que el electromiograma, o sea, la actividad eléctrica que desencadena la contracción de las fibras del músculo estriado.

La actividad eléctrica más o menos simultánea de los axones de un nervio sensitivo que conduce un mensaje sensorial hacia la médula espinal, el tallo o el cerebro o de un nervio motor que conduce una orden hacia un músculo o una glándula, es el potencial de acción de ese nervio y se puede medir la velocidad con que viaja por el nervio, a la que conocemos como velocidad de conducción sensorial o motora.

Si el nervio sensorial y el motor cierran a través de interneuronas del SNC un arco reflejo, el retardo sináptico de la conducción en una o más sinapsis sobre esas interneuronas, puede ser calculado.

La actividad eléctrica generada en la cadena de células del complejo receptor retiniano al ser estimulado con luz es el electroretinograma, al igual que los estímulos sonoros producen en el receptor coclear la generación del electrococlegrama.

De igual forma es ampliamente conocido como la actividad simultánea de las células del cerebro, sobre todo como la actividad postsináptica de las dendritas y del soma de las neuronas de la corteza de los hemisferios cerebrales y de los núcleos grises subcorticales, el electroencefalograma, puede ser medido mediante la aplicación de pequeños electrodos en el cuero cabelludo.

3.4.2 La aplicación de la electrofisiología del sistema nervioso. Métodos y técnicas.

El electroencefalograma (EEG), el registro de la actividad eléctrica de las neuronas corticales se ha convertido en un recurso complementario de uso frecuente en la clínica neurológica y psiquiátrica. El EEG pertenece al tipo de actividad llamada espontánea, pues está presente en forma automática en ausencia de toda estimulación exterior. Está formado por ondas más o menos regulares, rítmicas y sincrónicas que van desde frecuencias de 0,5 hasta 50 Hz aproximadamente, clasificadas como delta (hasta 3 Hz), theta (4-7 Hz), alfa (8-13 Hz) y beta (14 Hz en adelante). Su amplitud varía desde 1 hasta varios cientos de millonésimas de voltios.

Según el estado en que se encuentra el sujeto (despierto y muy atento, adormecido, dormido profundamente, etc) el EEG de las distintas regiones de los dos hemisferios cerebrales varía en frecuencia y amplitud. Por ejemplo, cuando el sujeto acaba de ser alertado por un estímulo sorpresivo intenso, el EEG en toda la corteza cerebral es de muy bajo voltaje y desincronizado; cuando está con los ojos cerrados, relajado y divagando, predomina un ritmo alfa en las regiones centrales y posteriores de la corteza cerebral. Durante el sueño, el EEG sufre diversas modificaciones. Se han definido etapas y fases del sueño en base al tipo de EEG predominante en cada momento, y estas etapas y fases del sueño definidas electroencefalográficamente no sólo son electroencefalográficas sino que son, también conductuales, pues se acompañan de característicos cambios en la respiración, frecuencia cardíaca, actividad de los músculos y sobre todo en el nivel de profundidad del sueño. (Rechtschaffen y Kales, 1968).

En general se habla de un sueño ligero sin ondas deltas, de un sueño "lento" y profundo con mezcla de ondas deltas y ondas de 11-16 Hz en forma de husos, que puede llegar a ser más profundo cuando aparecen solo ondas deltas muy lentas y de alto voltaje, y de un sueño "rápido" y profundo, caracterizado por un EEG similar al de la vigilia, desincronizado y de bajo voltaje, durante el cual soñamos, y que es llamado "fase paradójica del sueño".

Como ustedes saben, las dificultades con el sueño, los trastornos del sueño, son un síntoma frecuente en numerosas enfermedades profesionales. La técnica electroencefalográfica permite determinar cuantitativamente estos trastornos, permite medir el tipo y grado de trastorno del sueño.

3.4.3 Los Potenciales Evocados Sensoriales.

Decíamos que el EEG es una actividad espontánea cerebral, que se produce ininterrumpidamente en ausencia de toda estimulación. Al producirse una estimulación es posible medir otros tipos de actividad cerebral, que por producirse como respuesta a estímulos son llamados en general respuestas evocadas. El principal ejemplo de esta actividad no espontánea son los llamados potenciales evocados sensoriales (Donchin y Lindsley, 1969).

Al aplicar un estímulo a una vía sensorial cualquiera (una luz en el caso de la vía visual, un sonido en el caso de la vía acústica, tocar un punto de la piel en el caso de la vía de la sensibilidad somática, etc, se produce un potencial eléctrico en los receptores, que se transmite por el nervio y que recorre todos los núcleos subcorticales de relevo y todos los haces de fibras de esa vía hasta alcanzar las áreas de la corteza cerebral de ambos hemisferios especializadas en ese tipo de sensibilidad.

Así, si damos un destello luminoso (un flash), obtendremos un potencial evocado en la corteza cerebral visual; si damos un sonido breve y seco (un chasquido o "click") obtendremos un potencial evocado en la corteza cerebral auditiva. Estos potenciales evocados nos permiten evaluar el funcionamiento normal o anormal, de toda la vía sensorial desde el receptor hasta la corteza cerebral, pues cualquier daño o el mal funcionamiento en cualquier nivel de la vía influye sobre las características del potencial evocado en el último eslabón de la cadena, esto es, en el potencial evocado (PE) en la corteza cerebral.

Los PE se registran con la misma técnica que el EEG: electrodos aplicados en el cuero cabelludo y los amplificadores del electroencefalógrafo. La diferencia técnica radica en que si el EEG oscilaba entre uno y varios cientos de microvoltios, el PE es de unos pocos microvoltios o fracciones de microvoltios. Por tanto si estamos mirando un registro del EEG y damos un estímulo sensorial no veremos ningún PE, porque la amplitud del EEG es relativamente tan grande que enmascara y oculta el PE (Thompson y Patterson, 1974).

Es decir que el EEG se comporta como lo que en teoría de la información se llama "ruido", porque opaca y esconde a la "señal" o mensaje que es el PE. Se hace pues necesario extraerle la señal al ruido, extraer el PE del EEG, a lo que se llama en teoría de la información mejorar el cociente, señal/ruido.

Existen varias técnicas para esto: la más frecuentemente utilizada es la técnica de promediación o sumación. Recordemos que el EEG es espontáneo, que no depende para nada del estímulo. Por lo tanto la forma y voltaje del EEG en las fracciones de segundo siguientes a un estímulo no tienen ninguna relación temporal con ese estímulo. Si nos fijamos en el EEG en el 1/2 segundo, en cada uno de los 500 milisegundos (mmseg) siguientes a cada uno de una serie de 100 estímulos vemos que el EEG unas veces será positivo, otras negativo, unas de gran voltaje, otra de pequeño voltaje, completamente al azar e impredictiblemente. Por lo tanto, si sumamos los valores del EEG en cada uno de los 500 milisegundos siguientes a todos los 100 estímulos de la serie, estas sumas de 100 valores cada una, todas ellas darán cero o valores muy cercanos a cero. Sin embargo el potencial eléctrico producido por el estímulo sí depende y está relacionado temporalmente con éste. En cada milisegundo después de cada estímulo tendrá siempre o casi siempre el mismo valor y por tanto si sumamos las 100 estimulaciones su valor aumentará, si no en 100 veces al menos en un número grande de veces.

En conclusión, al sumar el EEG en el 1/2 segundo siguiente a 100 estimulaciones, borramos la actividad espontánea, porque su suma, se anula, se hace cero, y simultáneamente reforzamos un número grande de veces el valor de actividad evocada, mediante la sumación extraemos el PE del EEG, extraemos la señal del ruido.
Naturalmente así no estamos viendo la respuesta a un estímulo, sino, la respuesta promedio a 100 estímulos. Por este motivo la respuesta así obtenida se llama potencial evocado promedio.

En realidad la mejoría del PE al promediar, al sumar 100 estimulaciones, no es de 100 veces. El cociente señal/ruido es proporcional no al número de sumas la raíz cuadrada del número de sumaciones, de manera que si se aplican 100 estímulos y se suman, no obtenemos una mejoría de 100 veces sino, de 100/10, esto es, de 10 veces. Podemos decir que promediando 100 estimulaciones obtenemos un cociente señal/ruido de 10, la cual es más suficiente para obtener un PE de buena amplitud y buenas características en la mayoría de los casos.

El único equipo necesario para hacer esto es una promediadora, o sea un instrumento que tenga una memoria dividida en, digamos 500 partes sucesivas. En cada una de esas partes se acumulan el valor en cada milisegundo después de cada una de las 100 estimulaciones. Cualquier computadora digital grande, mediana o pequeña puede ejecutar esta función, pero además la simple promediadora de que están dotados los electromiógrafos, los aparatos para el estudio clínico de la actividad muscular, sirve para este fin.

Resumiendo, si aplicamos 100 destellos podemos obtener el potencial evocado promedio (PEP) en corteza visual con cociente señal/ruido de 10; si aplicamos 100 clicks podemos obtener el PEP en corteza auditiva con cociente señal/ruido de 10, en los PEP en corteza auditiva con cociente señal/ruido de 10, en los casos librándonos del EEG espontáneo. En estos PEP podemos medir y estudiar su latencia (tiempo desde la aplicación del estímulo hasta el inicio del potencial) su duración, cuántas ondas positivas tiene, cuántas ondas negativas tiene, cuáles son la latencia, la duración y el voltaje de cada una de estas ondas, etc. Además, podemos comparar el PEP al estimular el ojo derecho con el PEP por estimulación del ojo izquierdo, o podemos comparar el PEP del hemisferio izquierdo con el PEP del hemisferio derecho, etc.

Todos ustedes conocen los diversos trastornos sensoriales que pueden producir la exposición a distintas sustancias neurotóxicas. Por ejemplo: trastornos visuales, auditivos o somáticos que pueden presentarse en personas expuestas sub-crónicamente a metales pesados, como el plomo, o a solventes, como el bisulfuro de carbono, o a organofosforados y organoclorados.

Se han desarrollado toda una batería de registros de distintos tipos de PEP (visuales, auditivos, somáticos, etc) estandarizados y normalizados; para medir en animales experimentales el efecto tóxico subcrónico de nuevos productos que contengan metales pesados, solventes y otras sustancias neurotóxicas. Se trata de una verdadera pesquisa electrofisiológica, una medición mediante PEP del poder neurotóxico de nuevos productos. Pero aún más, trascendiendo de la experimentación animal y llegando a la aplicación diagnóstica en el hombre, tenemos por ejemplo que J. Schaeffer (1990) asociado a Rebert, presentó en la reunión de la Sociedad Internacional de Neuropsiciología celebrada en San Francisco hace ya 5 años, los resultados de un estudio con PEP auditivos en trabajadores industriales expuestos a solventes y a metales pesados, demostrando la presencia de trastornos sensoriales subclínicos con una alta proporción de ellos, hallazgo replicado posteriormente por el mismo Rebert (1980 y 1982).

Por otra parte, en el Instituto de Salud Ocupacional de Finlandia, Ana María Seppalainen (1978 y1984) ha registrado potenciales evocados sensoriales de la variedad somatosensorial, en obreros expuestos al plomo; encontrando aumento de amplitud de la onda negativa de corta latencia (N 18) y disminución de la amplitud de una de las ondas positivas posteriores.

Estos cambios de amplitud del potencial evocado somatosensorial resultaron ser dependientes del nivel de plomo en la sangre, incluso en rangos considerados permisibles o subclínicos.

Arezzo y cols. (1985) han publicado una revisión de todas las evidencias disponibles acerca del uso de los potenciales evocados sensoriales para explorar la neurotoxicidad en humanos. La más nueva y prometedora dirección de trabajo en este sentido es el desarrollo de equipos compactos en base a microprocesadores para el pesquisaje masivo y en el terreno. Así, Otto y cols. (1985) idearon el sistema PEAR-II para el registro de potenciales auditivos evocados en el tallo cerebral y de potenciales visuales evocados por un patrón estimulativo alternamente. En la actualidad nuestro país cuenta con toda una familia de equipos para la evaluación de las particularidades electrofisiológicas de multi uso; tales como el MEDICID y la NEURONICA.

Es decir, que la técnica de los PEP, registrados con los equipos existentes en muchos de nuestros hospitales, es de utilidad para el diagnóstico de la neurotoxicidad subclínica por exposición crónica a metales pesados y a solventes (Dyer, 1985).

3.4.4 Los Potenciales relacionados a eventos.

Hasta aquí hemos hablado del PEP como respuesta eléctrica cerebral a un estímulo físico (luz, sonido, etc.). Cuando el estímulo presentado tiene características adicionales a sus propiedades físicas, esto es, cuando además de intensidad, duración, frecuencia, etc, tiene contenido psicológico, cuando significa algo (porque es un símbolo, porque es una palabra, porque es una orden, etc.) se obtiene un tipo especial de potencial evocado. Los potenciales evocados obtenidos mediante la aplicación de estímulos con contenido psicológico, con significado, se llaman potenciales relacionados a eventos "event-related potencial". Las ondas positivas y negativas que ocurren en el cerebro humano de los cientos de milisegundos posteriores a un estímulo y que conocemos en conjunto como potencial evocado han sido clasificadas en dos categorías diferentes:

1) Las ondas exógenas o componentes tempranos, que ocurren durante los primeros 260 mseg. siguientes al estímulo y que no ocurren si no se aplica el estímulo, y cuyas características (amplitud, latencia, etc.) dependen mayoritariamente de las condiciones de estimulación (intensidad, duración, frecuencia, etc) y del estado general de alerta del sujeto.

2) Las ondas endógenas o componentes tardíos, que ocurren después del mseg. 250 posterior al estímulo, y que pueden presentarse aún más en ausencia de un estímulo físico pues basta que el sujeto imagine, suponga o espere un estímulo en ese momento. Las características de esas ondas endógenas o componentes tardíos, o sea, su latencia, amplitud, duración, etc, dependen mayoritariamente de procesos internos del cerebro tales como las intenciones, expectativas y decisiones del sujeto.

Estas ondas endógenas o componentes tardíos del potencial evocado constituyen el principal ejemplo de potenciales relacionados a eventos. Otro tipo de potencial relacionado a evento es la llamada "onda negativa de contingencia" descrita por el inglés Grey Walter en 1964.

Si se aplica un primer estímulo (digamos un sonido) cuyo único significado sea prevenir al sujeto de que cierto tiempo después (entre uno y varios segundos después), él tendrá que ejecutar determinada acción u omisión o tendrá que tomar una decisión, entonces a partir de ese primer estímulo se desarrollará en las regiones centrales y frontales del cerebro de ese sujeto una onda lenta de polaridad negativa, que durará todo el intervalo hasta el momento en que el sujeto ejecuta la acción u omisión o toma la decisión.

Esta onda lenta negativa, de uno o varios segundos de duración, es la onda de expectación y su amplitud depende de la atención de la expectación de la motivación y de la preparación del sujeto para ejecutar la respuesta.

Después de estas descripciones de los potenciales relacionados a eventos resulta fácil imaginar infinidad de diseños experimentales en que pudieran ser aplicados para estudiar la atención, la sobrecarga de información, la motivación y la fatiga psicológica, ya sea con fines diagnósticos, con fines de estudiar las exigencias de puestos de trabajo o las cualidades de aspirantes a ocuparlas, o de comparar diferentes regímenes de trabajo - descanso, etc.

Pero aún más, es conocido que la exposición a plomo metálico y sus derivados alkílicos, cada día más frecuentes en la atmósfera de muchas grandes ciudades, producen alteraciones en las funciones sensoriales y en la reactividad conductual, particularmente frente a tareas con determinado tipo y nivel de exigencia.

Hace 50 años Von Papez (1937) describió el sistema límbico formado por varias estructuras cerebrales diencefálicas y prosencefálicas que se han demostrado participan en la modulación de la reactividad conductual, las emociones, la motivación, el aprendizaje y la memoria. Es decir, que la información sensorial de todas las modalidades es transmitida al sistema límbico y en particular al hipocampo a través de las neuronas polisensoriales de la corteza, por lo que el hipocampo es un centro estratégico para integrar la información sensorial y modular la reactividad conductual o estímulos ambientales relevantes.

Walsh y Tilson (1984), investigadores del Laboratorio de Toxicología Conductual y Neurológica del Instituto Nacional de Ciencias de la Salud Ambiental, en Carolina del Norte, E.U.A., detectaron hace más de 15 años, estudiando la literatura especializada en el tema, un aspecto de la fisiología del sistema límbico muy importante desde el punto de vista toxicológico. Las estructuras pertenecientes a los circuitos límbicos y particularmente al hipocampo, son selectivamente vulnerables a una amplia variedad de tóxicos.

Aún más, los cambios neuroquímicos producidos por los compuestos orgánicos del plomo tienen especificidad regional cerebral y están circunscritos al prosencéfalo límbico y a la corteza frontal.

De esta manera los potenciales relacionados a eventos, por su vinculación directa a conductas y tareas desencadenadas por estímulos sensoriales, son considerados actualmente como prometedores indicadores fisiológicos de la exposición a las sustancias neurotóxicas y en nuestro INSAT se desarrollan sistemáticamente investigaciones en este sentido.

Toda esta bibliografía, considerada clásica, puede ser consultada en la pubicación original de este autor.

4. Evaluación Psicológica.

A través de este nivel se establece una evaluación de las funciones psicológicas del trabajador. El nivel psicológico de análisis parte de la relación entre el estímulo señal para el sujeto y la imagen psíquica que el mismo elabore.

Si bien algunos juicios actuales tienden a disminuir el papel protagónico de este tipo de evaluación por lo influenciado que puede estar debido a las características de la individualidad y la posible influencia de factores externos como la educación y cultura, Mayor (1995), la experiencia de otros autores, entre los me incluyo han demostrado la relación existente entre la exposición y toda una gama de manifestaciones subjetivas y cognitivas más o menos relacionadas con las capacidades y actividades del trabajador. Almirall (1990) (1999). Además de considerarse también mediante evidencias empíricas un índice temprano de daño, aunque se requiere mucha más investigación para afirmar este predominio sobre otras alteraciones de orden fisiológico como pueden ser las relacionadas con la evaluación de los llamados potenciales relacionados a eventos. El mañana dirá.

4.1 Clasificación de los instrumentos psicológicos.

Los instrumentos psicológicos han sido clasificados desde diferentes puntos de vista, con relación al carácter de dichos instrumentos (clínicos, de rendimiento, ejecutivos, entre otros) por la naturaleza de su composición y forma (instrumentos de papel y lápiz, etc).

No es nuestra intención incursionar en tan interesante campo por lo que nos es suficiente con decir que nuestros instrumentos de evaluación a nivel psicológico van a estar clasificados en 2 grandes grupos.

- Referencias subjetivas, fundamentalmente las relacionadas con la autoevaluación de salud, de personalidad con la medida de algunas funciones cognitivas.
- Pruebas estandarizadas ya sean computarizadas o no.

En el **Anexo 1** podemos observar una clasificación tentativa de las sustancias neurotóxicas más estudiadas y sus manifestaciones en la esfera cognitiva / afectiva.

Los instrumentos utilizados en la evaluación psicométrica son: Cuestionario de Síntomas Neurológicos y Psicológicos (PNF), Prueba de Retención Visual (Benton), y Cuestionario de Síntomas Subjetivos de Toxicidad (Hänninen y Lindstrom).

El PNF fue creado en el Instituto de Medicina del Trabajo de Alemania por Schereider H., Baudach H., Kempe H., Seeber A., 1975 y elaborado para Cuba en su versión 3, por Almirall y Colaboradores, (1987). Estudia los sistemas funcionales de organización de la actividad psíquica del sistema nervioso central y el estado de salud, en las siguientes esferas: **Ver anexo 3**

Inestabilidad psiconeurovegetativa:
Este incluye el estudio de síntomas como: cefaleas, vahídos, vértigos, trastornos del sueño, debilidad, cansancio, agotamiento, sensación de frío o calor, sequedad en la boca.

Síntomas neurológicos:
Comprenden: mareos, vómitos, pérdida de la fuerza muscular, perturbaciones del equilibrio, inseguridad al caminar, hormigueos en

pies y manos, trastornos en las relaciones sexuales, pesadez en las articulaciones y temblores en los brazos y piernas.

Astenia:
Este se refiere a manifestaciones tales como: no tener ánimos para trabajar, sentirse hastiado de todo, no tener interés para nada, lentitud de los movimientos, no tener energía y no querer saber nada de nadie.

Irritabilidad:
Comprende: no poder controlarse cuando está bravo, perder la paciencia y ponerse furioso y disgustarse demasiado rápido con las personas.

Déficit de la concentración y la memoria:
Comprende distraerse fácilmente, dificultad para recordar cosas sencillas (nombres, personas), falta de memoria, estar distraido, dificultad para concentrase.

El test de retención visual (Benton) evalúa la retención o memoria inmediata y la coordinación óculo-manual, los cuales son aspectos significativos de la capacidad mental.

El cuestionario de síntomas subjetivos de toxicidad (Hänninen y Lindstrom), fue desarrollado en el Instituto de Salud Ocupacional de Helsinki, Finlandia, 1979, versión 3, Almirall y Hurtado, (1983). **Ver anexo 4.**

Este se agrupa en cuatro escalas: Labilidad general (dificultades en el control de la afectividad, las emociones, la atención y los procesos de pensamiento), fatiga general con síntomas somáticos, disminución de la sociabilidad o de la extroversión y neuroticismo.

4.2 Evaluación clínica psicológica. Anexo 2

Estudia y expresa la relación entre las diferentes áreas de la personalidad de un individuo. Como instrumento utiliza la entrevista clínico psicológica, técnica semiestructurada que trata de conocer la presencia o no de conciencia de enfermedad y la actitud hacia el trabajo, así como la valoración que el mismo haría ante un eventual cambio de actividad.

Se trata de la referencia o no de conflictos en las diferentes áreas (familiar, social, laboral, sexual) y funciones que reflejan sobre el equilibro emocional, sus mecanismos de autorregulación y autoevaluación y su inserción social.

Es del saber de todos que la confrontación entrevistador - entrevistado requiere tacto, de esto dependerá la obtención de una valiosa información sobre las particularidades del desarrollo, la genealogía, la conducta, el medio socio - ambiental donde se desenvuelve el paciente, elementos fundamentales para el trabajo de diagnóstico.

A través de la entrevista se ahondará en todos los aspectos de importancia y de interés vital para el diagnóstico. Se trata de hacer un recorrido general desde los inicios de la vida fetal del paciente hasta el momento en que se efectúa la entrevista como se observará en la guía.

Reiteramos que el establecer una buena relación con el paciente es importante para lograr la calidad profesional del trabajo. No es una simple conversación con una buena persona, es el arte de saber realizar una entrevista; saber oir, preguntar y hasta contestar. El entrevistador debe tener habilidad para obtener la mayor y mejor información posible sobre los factores que poseen un mayor peso etiológico.

Este trabajo necesita paciencia y tiempo: es un método laborioso que implica ser amable y formal; pero al mismo tiempo objetivo, con el fin de obtener informaciones confiables.

Hará saber al entrevistado que la información que brinda es totalmente confidencial y que puede hablar sin ninguna reserva. Por tal motivo la entrevista se realizará en condiciones de privacidad total.

La entrevista nunca se hará en forma de preguntas directas, ni podrán sugerirse respuestas, ni hacer preguntas largas, ni dos preguntas a la vez.

El entrevistador tiene que saber interrumpir al entrevistado en caso necesario; pero con el tacto suficiente que no provoque hostilidad; por ejemplo, cuando se aparta del tema en cuestión.

Al terminar la entrevista, se despedirá formalmente sin comentario al margen, explicando siempre que la información de las distintas investigaciones será analizada por el equipo de especialistas, el cual, a través de una discusión profunda, arribará al diagnóstico y tratamiento del caso estudiado.

ANEXO 1. ALGUNAS SUSTANCIAS NEUROTÓXICAS Y SUS EFECTOS MÁS SOBRESALIENTES EN LA ESFERA PSÍQUICA

PLOMO INORGÁNICO	
EFECTOS	**INDICADORES EVALUADOS**
• Disminución del rendimiento en tareas perceptivo-Motoras Complejas	• Diseño de figuras volumétricas con bloques • Encasillamiento de figuras • Coordinación ojo-mano
• Velocidad y control psicomotor	• Destreza • Tiempo de reacción simple • Tiempo de discriminación selectivo
• Atención	• Ejecución de tareas dobles • Vigilancia
• Alteraciones perceptuales	• Agudeza perceptual • Discriminación de patrones • Discriminación de umbral para tonos duros • Vigilancia
• Memoria	• Memoria a corto plazo (visual, verbal)
• Síntomas psicosomáticos	• Temblores, depresión, signos neurológicos menores, neuroticismo, ansiedad, cefalea, fatiga.

BISULFURO DE CARBONO (S_2C)	
• Síntomas Psicosomáticos	• Náuseas, mareos, cefaleas, insomnio, irritabilidad, disminución del apetito sexual, astenia, fatiga.
• Disminución del rendimiento intelectual general	• Tormación de conceptos • Capacidad de abstracción • Disminución de la originalidad

BISULFURO DE CARBONO (S_2C)	
EFECTOS	INDICADORES EVALUADOS
• Atención	• Nivel de activación • Vigilancia-concentración
• Percepción	• Velocidad perceptual • Discriminación de patrones • Visión de colores
• Funciones Psicomotoras	• Tiempo de reacción simple y complejo • Coordinación • Destreza
• Memoria	• Memoria a corto plazo
PLAGUICIDAS	
• Síntomas Psicosomáticos y cambios de Personalidad	• Fatiga • Alteraciones psicosexuales • Depresión • Ansiedad • Disforias • Temblores • Insomnio
• Disminución del rendimiento intelectual general	• Enlentecimiento del curso del pensamiento • Confusión
• Atención	• Alertamiento • Vigilancia
• Memoria	• Memoria a corto plazo : (visual, verbal)
• Funciones Psicomotoras	• Tiempo de reacción • Coordinación

SOLVENTES ORGÁNICOS	
EFECTOS	INDICADORES EVALUADOS
• Síntomas Psicosomáticos y cambios de personalidad	• Labilidad • Irritabilidad • Alteraciones del sueño • Fatiga • Pérdida del equilibrio • Cefaleas
• Disminución del Rendimiento Intelectual General	• Funciones del cálculo • Media del cociente intelectual • Formación de conceptos
• Atención	• Vigilancia-concentración • Alertamiento • Tareas dobles
• Memoria	• Memoria a corto plazo. (números, verbal, visual)
• Percepción	• Discriminación de patrones
• Funciones Psicomotoras	• Tiempo de reacción • Coordinación

Anexo 2. GUÍA PARA LA ENTREVISTA CLÍNICA.

A continuación aparece la guía sobre los aspectos a investigar por el entrevistador.

GUÍA

- **Motivo de consulta**
  Después de obtener los datos generales del paciente, como la edad, centro de trabajo, oficio o profesión y tiempo que lleva realizándolo, se recogerá la información relacionada con el motivo de consulta; o sea, lo que ha preocupado al paciente o a determinada institución para solicitar la investigación; siempre que no haya sido registrada por otro especialista.

ESTADO ACTUAL

En este acápite nos ocuparemos de estudiar la posible existencia de síntomas de las enfermedades mentales; explorándose las áreas siguientes: Sensopercepción, Pensamiento, Afectividad, Conducta, Imaginación, Orientación, Atención, Memoria y Conciencia.

En la percepción debe indagarse tanto sobre los sentidos externos, como sobre los internos y valorarse la eventual presencia de alteraciones cuantitativas o cualitativas.

Debe tenerse presente, en el área de pensamiento sus posibles alteraciones tanto en el curso como en el contenido.

También en el área de la afectividad es preciso detenerse en el examen de las alteraciones cuantitativas y cualitativas.

El área de la conducta exige investigar si están presentes trastornos en la actividad voluntaria; sean cuantitativos o cualitativos; o alteraciones en la etapa de ejecución.

En cuanto al área de la imaginación es conveniente profundizar en la eventual manifestación de su aumento o disminución, los elementos, de fabulación o de mentira.

Hay que observar en la orientación; tanto en función autopsíquica como alopsíquica.

Si existen hipoprosexia, aprosexia, hiperprosexia y paraprosexia son extremos a evaluar en el área de la atención.

La memoria; su exploración, impone pasar revista a la presencia o no, de sus alteraciones cuantitativas y cualitativas.

Sobre la conciencia, fundamentalmente debe indagarse la posibilidad de que el paciente haya atravesado por estados de obnubilación, estrechamiento o crepusculares.

Debe partirse de preguntas muy generales, a saber: ¿Cómo se siente? ¿Tiene algún problema nervioso? etc. A partir de lo que reporte el paciente, se hará a fin de descubrir determinados trastornos con las preguntas procedentes.

Así las cosas, el entrevistador debe dirigir preguntas que recorran tales áreas y provoquen la exposición de alteraciones. Destacaremos, a seguidas, algunas preguntas a modo de ejemplos y sugerencias:

¿Ha visto (u oído) cosas que no existen?

¿A veces le parece oir un insulto y después se da cuenta de que era un ruido?

¿Oye silbidos, ruidos, pitos o voces que los demás no oyen?

¿Ve luces, colores, llamaradas, animales o personas que los demás no ven?

¿Le parece, a veces, que se está pudriendo o que las demás personas le tienen asco?

¿A veces le parece que las cosas que toca son repugnantes?

¿Siente que lo tocan y no ve a nadie?

¿Siente insectos por su cuerpo caminando?

¿A veces oye voces dentro de su cabeza?

¿Se le van, a veces, las ideas de la mente?

¿A veces, le parece como si le robaran el pensamiento?

¿Qué tal es usted?

¿Cómo lo ve la gente a usted?

¿Cómo se siente de salud?

¿La gente habla mal de usted frecuentemente?

¿Se burlan de usted tratando de que usted no se de cuenta?

¿Tiene muchos enemigos, lo persiguen?

¿Cree que su compañero (a) lo engaña?

¿A veces le parece que su cuerpo se transforma?

¿Hay alguna idea que constantemente le aparece en su pensamiento?

¿Se siente temeroso, frecuentemente, de proceder mal?

¿Es usted una persona que duda mucho?

¿A veces, un asunto le provoca la necesidad de formularse preguntas interminables sobre él?

¿A menudo tiene que hacer un gran esfuerzo para contenerse y no dejarse llevar por una acción que no debe cometer?

¿Tiene algún miedo específico, intenso?

¿A veces se siente alegre sin motivo?

¿Cómo reacciona usted cuando se la contradice o molesta?

¿Se siente usted satisfecho?

¿Cómo son sus pensamientos, agradables o desagradables?

¿Se considera una persona capaz, o no?

¿Su estado de ánimo cambia a menudo, bruscamente y con gran intensidad, sin motivo real?

¿Hace tiempo que le tiene odio a alguna persona?

¿A veces se rie ante noticias tristes?

¿Generalmente no tiene deseos de hacer las cosas?

¿Le cuesta mucho trabajo tomar decisiones?

¿Cuántas veces se lava las manos al día?

¿A veces hace cosas que no quisiera hacer; pero no se puede dominar?

¿Qué día es hoy?

¿Qué hora es ahora aproximadamente?

¿Cómo vive?

¿Dónde vive?

¿Se siente la misma persona que antes?

¿Tiende a distraerse fácilmente?

¿Cómo anda su memoria?

Preguntar sobre fechas y acontecimientos de la vida del enfermo y de la vida social; sobre conocimientos adquiridos.

Hacer que el enfermo repita cifras, fechas y nombres que se le han dado un minuto antes.

¿Ante nuevas experiencias le sucede que tiene la sensación de haberlas vivido antes?

¿Situaciones que le son familiares, le parecen totalmente nuevas?

¿Tiene dificultades para dormirse y después duerme más o menos bien?

¿Se duerme pronto pero se despierta temprano y no duerme más?

Duerme; ¿pero se levanta en la mañana con la sensación de no haber descansado?

¿Se siente triste, desgarrado, preocupado?

¿Ha cambiado su carácter?

¿Se ha vuelto flojo, desinteresado?

¿Se ha vuelto nervioso, genioso, irritable, impaciente, ya no aguarda nada?

¿Usted es considerado como una persona conflictiva?

¿Cree de veras que es conflictiva en la familia, en el trabajo?

¿Nadie lo comprende?

¿Se considera usted una persona sociable o no?

Resulta preciso conocer en torno a la eventual propensión a ingerir bebidas alcohólicas, a saber, frecuencia, cantidad, etc.

DESARROLLO PSICOMOTOR

Edad en que sostuvo la cabeza, se sentó, primeros pasos firmes, primeras palabras, como aumentaba su vocabulario, a qué edad se hizo entender y durante qué tiempo utilizó sólo la mímica. Si presentó tartamudez y hasta qué edad.

Investigar si en este sentido las hormonas evolucionaron normalmente. Si existieron dificultades.

Si existieron dificultades para mamar o deglutir.

Se trata pues, de indagar acerca de algunas funciones motoras y sensoriales, el progreso evolutivo y la capacidad integrativa, de ahí los aspectos a inquirir señalados arriba y otros como:

¿Cuándo empezó a comer?

¿Piensa que es más torpe que la mayoría de la gente? ¿Se le caen los objetos de la mano? ¿Choca con las cosas? ¿tropieza y cae a menudo?

ESCOLARIDAD

A qué edad comenzó en el círculo infantil, interno o no, adaptación al mismo, qué opinión daban las asistentes en relación con su integración al grupo, formación de habilidades y hábitos, desenvolvimiento en general.

Edad en que comenzó en la escuela, su adaptación, cómo asimilaba, conducta dentro y fuera del aula.

Cómo se desenvuelve en la actualidad. Grados repetidos; si tuvo muchos cambios de maestros por cursos; o de escuela. Mano dominante que utiliza o si es ambidiestro, se le obligó al uso de una mano determinada. Asistencia a clases. Último grado vencido.

Si tuvo dificultades para aprender a leer, a escribir, a hacer cálculos aritméticos.

ANTECEDENTES PATOLÓGICOS PERSONALES

Describir todos los trastornos psicológicos por orden de aparición, señalando las edades respectivas. Reflejar los medicamentos, si así fueron usados en esas situaciones. Destacar si hubo ingresos en hospitales y duración de éstos.

Caídas, pérdidas de conocimiento; señalar si en un desarrollo general existen secuelas dejadas por alguna enfermedad.

Si ha presentado intoxicaciones: alimentarias, por sustancias químicas u otras.

Si ha sufrido accidentes que involucran traumatismos craneanos (pérdida de conciencia, vómitos, sangramiento por los oídos) y su duración.

EMBARAZO

Número en orden de las gestaciones. Si fue o no deseado (hembra, varón). Enfermedades padecidas y en qué período del embarazo, tales como: albúmina, hipertensión, enfermedades infecciosas, pielonefritis, estados gripales, intoxicaciones, medicamentos usados para cualquiera de esas enfermedades, caídas y si tuvo o no atención médica, si tuvo complicaciones, indicar si hubo amenaza de aborto, en qué grado y cómo fue atendida clínicamente, si estuvo cerca de alguna persona con algún tipo de enfermedad. Si tuvo anemia y con qué intensidad (necesidad de transfusión), si visitó salón de Rayos X durante el embarazo.

Mareos, fatigas, pérdidas de conocimientos, vómitos, qué tiempo y si hubo deshidratación. Alimentación que tuvo. Incompatibilidad sanguínea madre - feto.

Drogas: Cualquier psicofármaco durante el primer trimestre del embarazo. Hábitos de alcohol. En caso de ingerir bebidas alcohólicas detallar cantidad y frecuencia.

Si hubo hemorragias de la madre.

Aquí se formulan preguntas al estilo de:

¿Cómo fue el embarazo de su madre con usted?, etc.

PARTO

Si fue a término, fisiológico con episiotomía o por cesárea (causa de la cesárea) y si ésta fue o no fijada con antelación. Presentación del feto, si hubo placenta previa, circulares del cordón y cuántas. Duración del parto, peso del recién nacido. Si su llanto fue o no espontáneo, estimulado por nalgadas, oxígeno u otra forma. Existencia de anoxia y grado. Si hubo íctero, a qué tiempo de nacido, si se le practicó exsanguíneo (reacción producida). Indicar cualquier traumatismo del parto y sintomatología (si hubo aplicación de fórceps o espátula).

Pregúntese en este apartado; inicialmente, si el parto fue normal.

Pregúntese también: ¿Le han contado que se crió bien o con algún retardo al caminar, en el hablar?

ANTECEDENTES PATOLÓGICOS FAMILIARES

Investigará en las familias, enfermos, por ambas vías, haciendo énfasis en las siguientes patologías:

- **Enfermos mentales.** Describir patologías, si hubo ingresados, lugar, duración de los mismos, si le aplicaron electrochocantes, edad en qué comenzó, diagnóstico en caso de conocerse, medicamentos usados, evolución del caso.

AMBIENTE FAMILIAR

Cónyuge, hijos, padre, madre, hermanos y otros familiares; edad, escolaridad.

Natural de donde, sueldo.

Relación de los miembros del núcleo entre sí. Si hay personas de conducta extravagante, delincuentes u otras desviaciones.

ÁREA SEXUAL

Uniones que ha tenido. Aclarar si han sido estables o inestables, tiempo de convivencia y como son las relaciones conyugales.

Indagar acerca de la posible existencia de trastornos en esta área, tales como impotencia, frigidez, etc. En este sentido, hay que ahondar- si procede- en lo atinente a la edad en que comenzaron sus inquietudes sexuales, su práctica de masturbación y la menstruación, así como la escolaridad de ésta y otros síntomas.

En esta área se hace necesario, en ocasiones, preguntar al paciente a qué edad tuvo sus primeras relaciones sexuales, como evaluaría sus relaciones actuales y sobre cualquier preocupación relacionada con su actividad sexual.

Enderezadas en estos propósitos se deslizan preguntas sobre si en algún momento no ha tenido erección o ha presentado eyaculación precoz, si ha atravesado por períodos de falta de deseos o de dolor durante el coito o de ausencia de placer durante la realización de éste.

Cuando se requiere pesquisar la homosexualidad debe preguntarse: Tuvo alguna vez problemas de homosexualidad? si dice que sí, podrá preguntarse: ¿Y ahora los tiene todavía?

ÁREA LABORAL

Si se siente bien en su trabajo, si le gusta lo que hace, cómo se relaciona con los compañeros y jefes, si ha pensado en trasladarse y si considera que su trabajo es nocivo para su salud.

En algunos casos se hará necesario profundizar en esta área indagando a qué edad comenzó a laborar, qué trabajos ha desempeñado, cómo ha sido la estabilidad laboral y que funciones ha preferido.

Importante es preguntar sobre su ánimo hacia el trabajo y las opiniones que poseen sus compañeros y jefes a cerca de su rendimiento laboral.

CONCLUSIONES

Este aspecto implica una breve integración de la información obtenida que caracterice a grandes rasgos la personalidad del entrevistado. Debe reflejarse aquí, en los casos que lo permitan, la impresión clínica diagnóstica a la afirmación de que se trata de un paciente sin trastornos psicológicos. Es preciso especificar el juicio del entrevistador con respecto al área laboral y su relación, o no, con trastornos eventuales del paciente.

CONSIDERACIONES FINALES

Según los conocimientos del entrevistador ante cada paciente expuesto a determinadas sustancias tóxicas o cualquier factor adverso del medio laboral, se profundizará casuísticamente en las áreas que la literatura indica se encuentran más afectadas.

En los aspectos en que no se conoce de la existencia de alguna anomalía - se refiere a estado actual, desarrollo psicomotor, APP, APF y AS - debe escribirse "n/s" (nada a señalar).

En esta guía aparecen muchos extremos en los aspectos: desarrollo psicomotor y APP que muy improbablemente son recordados por los pacientes. No obstante los escribimos para que no escapen de la atención del entrevistador y sean útiles en casos excepcionales de individuos que sí conozcan algunos de esos datos o que requiera indagar sobre ellos, a través de otras vías, para los fines diagnósticos.

No sólo debe redactarse la entrevista sobre la base de lo que dice el paciente, sino que debe tomarse en consideración también la observación de este desde que entre a la consulta (marcha, postura, trastornos del habla, fascies, etc) y la manera en que el enfermo afirma o niega las preguntas.

Para su utilización en el programa PSICOTOX recomendamos clasificar cada entrevista en las categorías que recomienda el programa. Es de significarse, que las preguntas deben formularse en función del problema que presenta el paciente, de sus factores desencadenantes, los antecedentes análogos a la situación actual y del significado de los síntomas.

Por último, téngase en cuenta la necesidad de reflejar cualquier observación de interés sobre la conducta extraverbal del entrevistado, como su aceptación a la entrevista, el "rapport" logrando, la impresión clínica que causa en cuanto a su sociabilidad y a su estado emocional.

ANEXO 3. CUESTIONARIO PNF-VERSION 3 INSTITUTO DE SALUD DE LOS TRABAJADORES. DEPARTAMENTO DE PSICOLOGÍA.

CUESTIONARIO PNF (Psychologisch-Neurologischeò Fragebogen) V-3/1987 Elaborado por el Instituto Central de Medicina del Trabajo Berlín, RDA

Nombre: ___________________________ Edad: ____ Sexo: M ____ F ____
Experiencia en el cargo (años): ________ Fecha: _____ _____ _____
D M A

El presente cuestionario tiene el propósito de registrar sus malestares y dolencias. Señale con una cruz en la columna que correspondan con que frecuencia ha sentido esos malestares y dolencias últimamente. Si en alguna frase aparece más de un malestar márquela aunque haya sentido uno sólo de ellos.

	Nunca o raramente	Algunas veces	Frecuentemente	Muy frecuentemente
1. Mareos, vómitos				
2. Dolores de cabeza				
3. No tener ánimos para nada				
4. Gases, estreñimiento, diarreas				
5. No poder controlarse cuando está bravo o siente rabia				
6. Vahídos, vértigos				
7. Distraerse fácilmente				
8. Pérdida de la fuerza muscular en algunas partes del cuerpo				
9. No tener ánimos para trabajar				
10. Tener dificultades para recordar cosas sencillas				

	Nunca o raramente	Algunas veces	Frecuentemente	Muy frecuentemente
11. Perturbaciones del equilibrio				
12. Aumento de la necesidad de dormir				
13. Sentirse hastiado de todo				
14. Ahogos, falta de aire				
15. Perder la paciencia y ponerse furioso				
16. Cansarse fácilmente				
17. Tener dificultades para recordar los nombres y las personas				
18. Sentir inseguridad al caminar o al hacer otros movimientos				
19. No tener interés por nada				
20. Falta de memoria				
21. Sentir hormigueo o entorpecimiento en las manos, brazos y piernas				
22. Sudar con facilidad				
23. Lentitud en los movimientos y en las reacciones del cuerpo				
24. Sentir llenura, sentir un peso en el estómago				
25. Sentirse irritado por pequeñeces				
26. Sentir molestia en el pecho				
27. Estar distraído				
28. Dificultades en las relaciones íntimas				
29. No tener energías				
30. Tener sensaciones de frío o calor				

	Nunca o raramente	Algunas veces	Frecuentemente	Muy frecuentemente
31. Dolores en las articulaciones, pesadez en las extremidades				
32 Dificultades para conciliar el sueño o despertarse varias veces en la noche				
33. No querer saber de nadie				
34. Sentir debilidad, cansancio, agotamiento				
35. Disgustarse demasiado rápido con las personas				
36. Sentir sequedad en la boca o salivar mucho				
37. Tener dificultades para concentrarse				
38. Sentir temblores en los brazos, las piernas o en todo el cuerpo				

PN________ N________ A________ E________ K________

TOTAL____________________________

ANEXO 4.
Composición por sistemas de las escalas del cuestionario P.N.F

- Síntomas neurológicos (N)
  1, 8, 11, 18, 21, 28, 31, 38

- Inestabilidad Psiconeurovegetativa (PN)
  2, 4, 6, 12, 14, 16, 22, 24, 26, 30, 32, 34, 36

- Astenia (A)
  3, 9, 13, 19, 23, 29, 33

- Irritabilidad (E)
  5, 15, 25, 35

- Déficits de concentración y memoria (K)
  7, 10, 17, 20, 27, 37

ANEXO 5.
INSTITUTO DE MEDICINA DEL TRABAJO DEPARTAMENTO DE PSICOLOGÍA

CUESTIONARIO DE SÍNTOMAS SUBJETIVOS. H. Hänninen y K. Lindstrom (V-2/1987)

Nombre: ______________________ Edad: ____ Sexo: M ____ F ____
Escolaridad: ____
Cargo actual: ____
Experiencia en el cargo (años): _____ Centro de trabajo: ______________
Fecha: _____ _____ _____
D M A

Su tarea en este cuestionario es evaluar con qué frecuencia es aplicable a Ud. la situación que presenta cada proposición. Después de cada proposición hay tres números. Haga un círculo alrededor del que mejor se aplique en su caso. Veamos el siguiente ejemplo:

	Nunca	Algunas veces	Frecuentemente
1. ¿Está pensando en sus cosas mientras otros están hablando?	1	2	3
2. ¿Tiene dificultad para quedarse dormido?	1	2	3
3. ¿Se siente deprimido o infeliz?	1	2	3
4. ¿Le gusta divertirse y tener una buena compañía?	1	2	3
5. ¿Le tiemblan las manos?	1	2	3
6. ¿Le duele la cabeza?	1	2	3

	Nunca	Algunas veces	Frecuentemente
8. ¿Varía su estado de ánimo sin ninguna razón aparente?	1	2	3
9. ¿Se lleva bien con las demás personas?	1	2	3
10. ¿Tiene dolor de estómago?	1	2	3
11. ¿Se siente temeroso y tenso con las personas que conoce poco?	1	2	3
12. ¿Se le van las ideas de la mente cuando trata de concentrarse?	1	2	3
13. ¿Toma Ud. la iniciativa para conocer a las personas?	1	2	3
14. ¿Se siente cansado cuando se despierta por las mañanas?	1	2	3
15. ¿Tiene Ud. dificultades para establecer una conversación?	1	2	3
16. ¿Sueña Ud. mucho?	1	2	3
17. ¿Le gusta su trabajo?	1	2	3
18. ¿Siente Ud. frío?	1	2	3
19. ¿Le gustan las discusiones acaloradas?	1	2	3
20. ¿Se despierta sudando por las noches?	1	2	3
21. ¿Sufre de mareos?	1	2	3
22. ¿Se le olvida lo que estaba pensando o lo que iba a hacer o decir?	1	2	3
23. ¿Se siente desdichado?	1	2	3
24. ¿Se le olvidan las cosas que le han pasado recientemente?	1	2	3
25. ¿Ha sido frustrante su actividad sexual últimamente?	1	2	3
26. ¿Se despierta con pesadillas?	1	2	3

	Nunca	Algunas veces	Frecuentemente
27. ¿Tiene períodos en que se siente cansado y pierde la fuerza?	1	2	3
28. ¿Se pone nervioso cuando tiene que apurarse, aunque sea un poco?	1	2	3
29. ¿Tiene energías para sus entretenimientos después del trabajo?	1	2	3
30. ¿Se siente mareado?	1	2	3
31. ¿La gente lo cansa?	1	2	3
32. ¿Le es insoportable el ruido?	1	2	3
33. ¿Le resulta fácil levantarse por las mañanas?	1	2	3
34. ¿Siente los brazos y las piernas entumecidas?	1	2	3
35. ¿Es Ud. tímido?	1	2	3
36. ¿Se irrita Ud. sin motivo aparente?.	1	2	3
37. ¿Le resulta fácil hablar de sí mismo con otras personas?	1	2	3
38. ¿Tiene la piel muy sensible e irritable?	1	2	3
39. ¿Cuando comparte con muchas personas suele apartarse o pasar el tiempo con unos pocos amigos?	1	2	3
40. ¿Pierde Ud. la paciencia?	1	2	3
41. ¿Le duelen los brazos y las piernas?	1	2	3
42. ¿Se despierta fácilmente por las noches?	1	2	3
43. ¿Se siente cansado?	1	2	3
44. ¿Siente Ud. dolor y presión cerca del corazón?	1	2	3
45. ¿Siente Ud. pérdidas momentáneas del conocimiento?	1	2	3
46. ¿Tiene Ud. mala memoria?	1	2	3
47. ¿Siente el estómago inflamado?	1	2	3

FACTORES: 1_______ 2_______ 3_______ 4_______
TOTAL:_______

CALIFICACIÓN DE LAS ESCALAS SEGÚN LOS ITEMS:

- Labilidad General (17 items)
  1, 2, 5, 8, 12, 16, 20, 22, 24, 26, 28, 32, 36, 40, 42, 44, 46

- Fatiga General con síntomas somáticos (17 items)
  3, 6, 7, 10, 14, 18, 21, 23, 25, 27, 30, 34, 38, 41, 43, 45, 47

- Disminución de la sociabilidad o de la extroversión (7 ítems)
  4, 9, 13, 29, 33, 37

- Neuroticismo (6 ítems)
  11, 15, 19, 31, 35, 39

Se considera que la sintomatología expresada esta asociada a la exposición laboral a neurotóxicos si la puntuación es 85 o más.

Los instrumentos utilizados en la evaluación psicométrica, son: Cuestionario de Síntomas Neurológicos y Psicológicos (PNF), Prueba de Retención Visual (Benton), y Cuestionario de Síntomas Subjetivos de Toxicidad (Hänninen y Lindstrom).

El PNF fue creado en el Instituto de Medicina del Trabajo de Alemania por Schereider H., Baudach H., Kempe H., Seeber A., 1975 y elaborado para Cuba en su versión 3, por Almirall y Colaboradores, 1987. Estudia los sistemas funcionales de organización de la actividad psíquica del sistema nervioso central y el estado de salud, en las siguientes esferas:

Inestabilidad psiconeurovegetativa:
Este incluye el estudio de síntomas como: cefaleas, vahídos, vértigos, trastornos del sueño, debilidad, cansancio, agotamiento, sensación de frío o calor, sequedad en la boca.

Síntomas neurológicos:
Comprende: mareos, vómitos, pérdida de la fuerza muscular, perturbaciones del equilibrio, inseguridad al caminar, hormigueos en pies y manos, trastornos en las relaciones sexuales, pesadez en las articulaciones y temblores en los brazos y piernas.

ASTENIA:
Este se refiere a manifestaciones tales como: no tener ánimos para trabajar, sentirse hastiado de todo, no tener interés para nada, lentitud de los movimientos, no tener energía y no querer saber nada de nadie.

Irritabilidad:
Comprende: no poder controlarse cuando está bravo, perder la paciencia y ponerse furioso y disgustarse demasiado rápido con las personas.

Déficit de la concentración y la memoria:
Comprende distraerse fácilmente, dificultad para recordar cosas sencillas (nombres, personas), falta de memoria, estar distraído, dificultad para concentrarse.

El test de retención visual (Benton) evalúa la retención o memoria inmediata y la coordinación óculo-manual los cuales son aspectos significativos de la capacidad mental.

El cuestionario de síntomas subjetivos de toxicidad (Hänninen y Lindstrom), fue desarrollado en el Instituto de Salud Ocupacional de Helsinki, Finlandia, 1979, versión 3, Almirall y Hurtado, 1983.

Este se agrupa en cuatro escalas: Labilidad general (dificultades en el control de la afectividad, las emociones, la atención y los procesos de pensamiento), fatiga general con síntomas somáticos, disminución de la sociabilidad o de la extroversión y neuroticismo.

Evaluación clínica psicológica:
Estudia y expresa la relación entre las diferentes áreas de la personalidad de un individuo. Como instrumento utiliza la entrevista clínico psico-

lógica, técnica semiestructurada que trata de conocer la presencia o no de conciencia de enfermedad y la actitud hacia el trabajo, así como la valoración que el mismo haría ante un eventual cambio de actividad.

Se trata de la referencia o no de conflictos en las diferentes áreas (familiar, social, laboral, sexual) y funciones que reflejan sobre el equilibro emocional, sus mecanismos de autorregulación y autoevaluación y su inserción social.

Para facilitar la toma de decisiones sobre la posible clasificación de disfunciones y alteraciones a la salud que presente uno o un grupo de trabajadores evaluados por exposición a sustancias neurotóxicas, se utiliza el programa computarizado PSICOTOX.

El programa se basa en la utilización de algoritmos lógicos; es decir, de una secuencia de pasos en la toma de decisiones que permitan una aproximación progresiva al diagnóstico, contribuyendo al psicodiagnóstico y en particular a la toma de decisiones sobre la posible clasificación de disfunciones y alteraciones a la salud que presenta un sujeto (o grupo de sujetos) de comprobada exposición habitual a sustancias neurotóxicas.

El sistema PSICOTOX versión 2.0, fue elaborado en el Instituto de Medicina del Trabajo "Julio Trigo" de Cuba, por Almirall et al, 1987, con una nueva versión en el 2005. Su utilización es importante cuando, se desea organizar y estandarizar la toma de decisiones sobre la presencia o no de alteraciones a la salud, en los estudios para el diagnóstico temprano, como facilitador de los estudios epidemiológicos, donde se evalúan generalmente poblaciones numerosas.

Para el establecimiento de programas de vigilancia sobre los efectos de los neurotóxicos, en la investigación de las relaciones entre dosis de exposición y respuesta, para el seguimiento y evaluación de las alteraciones residuales al sistema nervioso y el comportamiento de trabajadores que sufrieron una intoxicación aguda y están en un proceso de rehabilitación o seguimiento médico.

Con fines docentes, tanto para los problemas de Psicología aplicada a la esfera del trabajo como a la Higiene.

La aplicación del PSICOTOX sólo es válida si se tiene un criterio higiénico científicamente fundamentado sobre las características, nivel y tiempo de exposición del sujeto o grupo de exposición.

5. Impacto sobre órganos y sistemas.

Rojas D. Tesis de Grado para Optar por el Título de Maestro en Salud y Trabajo. Actualizado por Almirall PJ. (2011).

Con fines prácticos y pensando en el médico o el psicólogo no entrenado en problemas de Salud Ocauapcional, nos parece útil poner de forma abreviada los principales impactos sobre órganos y sistemas, así como un resumen de los mecanismos de acción. Solo debe usarse como orientación en el trabajo.

1.- SNC.
McConnell en 1990 obtuvo que los efectos crónicos de exposición a plaguicidas presentan, en una primera etapa un conjunto de síntomas muy inespecíficos como debilidad, adinamia, malestar general, cefaleas, fotofobias y efectos psicóticos; también pueden presentarse síntomas tales como diarreas, pérdida de peso, debilidad muscular y disturbios psiquiátricos.

Individuos intoxicados previamente con organofosforados, han reportado alteraciones crónicas en el electroencefalograma, sobre todo el aumento de la actividad beta. En una proporción menor de individuos se han encontrado alteraciones visuales persistentes, dificultad para concentrarse, pérdida de memoria, irritabilidad, fatiga y cefalea.

Katzung en 1989 en un grupo de trabajadores expuestos ocupacionalmente a plaguicidas encontró alteraciones neuropsicológicas, entre ellas: psicosis agudas, depresión severa, dificultad para el habla, temblores, disminución de la atención y un pobre nivel en las funciones adaptativas. El maneb en Brasil, se asocia con efectos neurológicos crónicos; el paraquat se ha asociado con alteraciones en el movimiento y enfermedad de Parkinson.

En países desarrollados el porcentaje de casos con consecuencias neurológicas o psiconeurológicas a largo plazo debidas a intoxicaciones agudas, se consideran entre un 4% a 9%.

Estudios epidemiológicos con grupos de comparación apropiados, se asocian con episodios aislados de intoxicación severa con organofosforados, una disminución en la función neuropsicológica. Los intoxicados mostaron que la atención auditiva, memoria visual, velocidad psicomotora, secuencia y solución de problemas, estabilidad motora, tiempo de reacción y destreza, descendían significativamente. En otras investigaciones se encontró una asociación entre la exposición crónica a plaguicidas organofosforados y efectos psiquiátricos (depresión, pérdida de la memoria, disminución de la concentración, excitabilidad, confusión, dificultades del habla, desorientación espacial e inestabilidad emocional).

2. Sistema inmunológico:

En estudios toxicológicos en animales expuestos a organofosforados, organoclorados y carbamatos se ha demostrado una actividad inmunomoduladora alterada y en algunos casos se observó un aumento en la susceptibilidad a la infección ante el desafío que indican los patógenos.

La disminución de la respuesta inmune que resulta de la inhibición de las esterasas monocíticas por la exposición crónica a insecticidas organofosforados puede orginar que se desarrolle el linfoma.

En la URSS, en estudios transversales de trabajadores expuestos a plaguicidas clorados, se han evidenciado anormalidades en las respuestas inmunes.

La anemia se ha descrito como una respuesta inmunológica idiosincrática a la exposición a plaguicidas organoclorados.

3. Repercusiones dermatológicas:
Casi un tercio de todas las enfermedades publicadas, relacionadas con plaguicidas son de este origen; estos pueden actuar como irritantes primarios o sensibilizadores para la piel, originando dermatitis irritante o alérgica por contacto.

Los fungicidas benomil o benlate, ftalimidas y ditiocarbamatos son causas comunes de dermatitis.

En California se ha estimado que a nivel mundial pueden surgir 700.000 casos de dermatitis por año, a causa de los plaguicidas en especial en países en vías de desarrollo.

En 1991 Penagos diagnosticó casos de dermatitis pigmentada en trabajadores expuestos a fungicidas.

4. Efectos carcinogénicos:
La Organización Mundial de la Salud estimó en 1992, que anualmente ocurren cerca de 37.000 casos de cáncer en todo el mundo.

Estudios epidemiológicos sobre cáncer en granjeros, han mostrado un aumento relativamente consistente en algunos cánceres, en especial leucemia, linfoma y mieloma múltiple.

Dos estudios dirigidos a la frecuencia de cáncer en aplicadores de plaguicidas han indicado un mayor riesgo de cáncer pulmonar y cáncer vesical.

Investigadores afirman que los insecticidas organoclorados inducen hepatomas en ratas, ratones y peces.

Como se puede observar, en América Latina y el Caribe, casi no existen investigaciones relacionadas con el cáncer y exposición a plaguicidas; no obstante existen algunas hipótesis al respecto:

Se podría esperar una asociación específica entre cáncer de vejiga y exposición a clordimeform, debido a que este compuesto se recomendó solo para controlar plagas de algodón de América Latina.

Se ha observado cierto exceso de riesgo de contraer cáncer de pulmón, linfático o cerebro entre cohortes de aplicadores de plagucidas comerciales, quienes estuvieron expuestos a organoclorados.

También se ha asociado la exposición a insecticidas organoclorados con leucemmia, sarcoma de tejidos blandos.En un estudio de leucemia infantil se asoció el uso de paguicidas por los padres con un riesgo incrementado del 3.8 al 6.5.

Con base en tales estudios se han llevado a cabo, sobre los efectos cancerígenos de plaguicidas, los cánceres de interés particular incluyen los hematopoyéticos y de mama, los cuales hace poco se han asociado con la exposición al DDT, cuyo uso aún es vigente en Salud Pública en los programas para controlar vectores.

Impulsados por la alta frecuencia del tumor de (Wilms) en el Brasil, uno de los más malignos y comunes en niños, se observó que existía un riesgo aumentado de dicha enfermedad en niños cuyos padres desempeñaban labores agrícolas que implicaban el uso frecuente de plaguicidas.

5. Sistema respiratorio:
En un estudio transversal llevado a cabo en Nicaragua se demostró un incremento de disnea en condiciones de esfuerzo y bronquitis entre trabajadores expuestos a plaguicidas.

En un estudio realizado en trabajadores expuestos a paraquat mostró anomalías crónicas en la disfunción pulmonar.

Existen dos reportes de casos que describen ataques de asma en agricultores expuestos a plaguicidas organofosforados y carbámicos. Además un estudio transversal demostró un aumento en el riesgo de asma entre trabajadores que reportaban una historia de exposición a insecticidas carbámicos.

6. Sistema reproductivo y evaluación genética:
Estudio genotóxico en ratas Sprague Dawley expuestas a aceite mineral, dimetoato, zineb y su mezcla, mediante la aplicación del test de análisis de la morfología del espermatozoide. Demostró que el zineb respondió positivamente a esta prueba, el dimetoato manifestó un potencial genotóxico significativo y la mezcla no manifestó alteraciones genotóxicas.

Algunos plaguicidas con pruebas de toxicidad para la reproducción en machos, son: dibromuro de etileno, dibromocloropropano, clordecona, carbaril, trifeniltina, ordram, clorbencilato y fenclorfos.

Existen más de 30 estudios que reportan una relación entre los defectos en el nacimiento, mortinatos, abortos espontáneos e infertilidad y la exposición a herbicidas.

En 1977, se descubrieron varios trabajadores varones con disminución o ausencia de espermatozoides, esterilidad o infertilidad y atrofia testicular como resultado de la exposición al dibromocloropropano (DBCP).

En Honduras y Costa Rica se han reportado casos de esterilidad masculina en trabajadores bananeros, expuestos a este mismo plaguicida.

En 1991 Hayes demostró que los hijos de mujeres tratadas con warfarina reportaron paladar hendido.

En Colombia se observó que en los hijos de madres expuestas a plaguicidas había un incremeto de marcas de nacimiento, específicamente hemangiomas.

Otro estudio de casos demostró una asociación entre defectos congénitos de miembros y residencia, en un condado con alto uso de plaguicidas.

Tanzi (1995) descubrió los genes que producen la enfermedad de Alzheimer: los cromosomas 14 y 21 y que estos se alteran significamente en la exposición a hidrocarburos arómaticos.

Miller y Roberson (2003) defienden la hipótesis de que todos los componentes del DNA se formaron debido a cambios atmosféricos y las influencias del ambiente y los cambios geológicos y oceánicos. Por lo tanto cambios a nivel del metabolismo celular acarrearían impactos negativos en el tejido y en última instancia en las funciones de la ANS. (Citados por Almirall 2001)

Domínguez Odio y col 2010, describen las lesiones citogenotóxicas en células bucoepiteliales humanas, asociadas a la exposición de químicos laborales (medicamentos antineoplásicos, polvo de cebada, dióxido de carbono, amoníaco, nafta, mezclas complejas de tolueno, metanol, xileno y cloroetileno y vapores de soldadura) e identificar la relación existente entre frecuencia de aparición de trastornos citotóxicos con edad, antigüedad en el puesto y hábitos tóxicos. Para lograrlo se realizó un estudio descriptivo y transversal.

En Michigan, un documentado estudio comprobó que la espermatogénesis de los trabajadores y de la población en general había disminuido en un dramático 50% en comparación a los años 50 y que se producían un 14 % más de abortos espontáneos y un 12 % de anomalías congénitas principalmente en la región de los Grandes Lagos. Orris 2010.

De no desarrollar acciones aceleradas, estamos comprometiendo no solo la calidad de vida de la población actual. Las evidencias científicas apuntan a los efectos genotóxicos que actualmente sufre la población trabajadora, lo que sin lugar a dudas comprometería nuestra descendencia.

7. Repercusiones oftalmológicas:

Tras la exposición al bromuro de metilo se han observado casos de atrofia del nervio óptico.

En un 19%, de 79 sujetos expuestos a organofosforados, se encontraron alteraciones maculares. Son sustancias neurotóxicas que tienen especial afinidad por el tejido nervioso, ocasionándole alteraciones morfológicas o funcionales en la actividad de este sistema.

Los efectos tóxicos se deben fundamentalmente a la inhibición de la colinesterasa del sistema nervioso, dando lugar a la acumulación de acetilcolina en las sinapsis colinérgicas.

Las alteraciones en el sistema nervioso central, periférico y autónomo se traducen de forma más o menos directa en el detrimento de la calidad de la conducta y/o en disturbios de los procesos psicológicos y de la personalidad. [Almirall et al., 1987]. Grandes esperanzas abrió la investigación genética y sobre el análisis molecular en las células del tejido nervioso y nuevos marcadores genéticos. En el ámbito de lo laboral aun no tenemos un cuerpo sólido de conocimiento al respecto, como es el caso de las patologías crónicas neurodegenerativas, pero cada día se van encontrando nuevas evidencias genéticas que coadyuvan a explicar la conducta del hombre y sus predisposiciones.

Mecanismos de acción:
Los mecanismos de acción de las sustancias neurotóxicas, siguen tres direcciones, orientadas por tres hipótesis principales:

La primera de ellas, radica en que las sustancias neurotóxicas (plaguicidas, solventes y metales) actuan a nivel del tejido nervioso produciendo cambios en la tensión de oxígeno de las células corticales y afectan por tanto la realización de las funciones fisiológicas cuyo nivel de actividad se mantiene, básicamente a base de de la oxidación aeróbica.

Segundo que por su afinidad estructural, compiten con los precursores de los neurotrasmisores, alterando la tasa de estas en los espacios intersinápticos en forma análoga a como algunos psicofármacos inhiben o aceleran la síntesis de catecolaminas con la consiguiente modificación de los estados afectivos.

Por último, que los neurotóxicos atacan la mielina de las vías de conducción de la información.

En función de lo anterior, se observa que desde el punto de vista fisiopatológico el sistema nervioso tiene una especial vulnerabilidad y sensibilidad a la acción de las sustancias químicas.

Tabla 4. Resumen de los trabajos realizados por el INSAT sobre el tema.

Tabla 4.1 Experiencias del INSAT en el campo de la Neurotoxicología. (1979-2010)

Autor (es)	Títulos	Resultados	Publicado en
Almirall P y col	Riesgo e intoxicación por CO en trabajadores del transporte automotor.	Diferencias significativas en la coordinación óculo manual entre expuestos y no expuestos.	Arh.hig. Rada. Toksikol. 30 –1979 - pp. 659-664.
Almirall P; Ibarra E	El test de Bender modificado en el estudio de la intoxicación crónica por CO. en choferes de ómnibus urbanos.	Alteraciones gestálticas en función de indicadores bioquímicos.	Boletín Cubano de Psicología de la Salud. No. 2, 3, 4, La Habana 1980.
Delgado, O	Evaluación de Funciones psicomotoras en trabajadores expuestos a plaguicidas.	Alteraciones gestálticas en los expuestos habitualmente a plaguicidas.	Tesis para optar por el Titulo de Especialista en Medicina del Trabajo 1980.
Esquivel E	Psicotoxicología. Una encuesta en retrospectiva.	Software PSICOTOX.	Tesis para optar por el Titulo de Especialista en Medicina del Trabajo 1993.
Almirall y col	Un estudio factorial en la psicotoxicidad por Tolueno.	Alteraciones en la personalidad de los expuestos a Tolueno.	Rev. Cubana de Medicina. 22-156-1983.
Almirall P y Hurtado R	Aplicabilidad y validez de un cuestionario para evaluar el efecto del plomo sobre las referencias.de salud.	Normalización del CSS para la neurotoxicidad. Diferencias significativas en frecuencia de síntomas entre expuestos y no expuestos al plomo inorgánico.	Revista Puertorriqueña de Psicología No. 2 Vol. 1-39-1984.
Colaborador	Enmascaramiento retroactivo y detección temprana de neurotoxicidad, una aproximación experimental en Medicina del Trabajo.	Diferencias significativas en los tiempos de reacción y los aciertos, entre los expuestos y no expuestos ante el Paradigma de Stemberg.	Boletín Psicología No. 2 Vol. IX. Mayo a Agosto - 1986.
Almirall P	Psychotoxicology: Current State and Perspectives.	Bases teóricas de la Neurotoxicología. La Batería IMT.	En: Avances in Neurobehavioral Toxicology. Applications in Environmental and Ocupational, Barry.L. Johson. Editer, Lewis Publisher. INC, USA. pp. 79-87 - 1990.

Autor (es)	Títulos	Resultados	Publicado en
Almirall P	Evaluación electrofisiológica (EEGq) y conductual en trabajadores expuestos a plaguicidas.	Relación entre indicadores de orden cognitivo y electrofisiológicos.	ISBET'93. Fourth International Symposium. La Habana. July 1993.
Almirall P Franco JG	Evaluación psicofisiológica en trabajadores expuestos a Tolueno en una empresa mexicana de autopartes.	Diferencias significativas en la Frecuencia Crítica de Fusión entre expuestos y no expuestos.	Revista Salud de los Trabajadores. Volumen 7 No 1 1999.
Almirall P	PSICOTOX.	Software validado para la evaluación de los efectos tempranos por exposición a neurotóxicos.	Revista Cubana de Salud y Trabajo Vol. 1 No 1 2000.
Almirall P	Neurotoxicología. Teoría y práctica.	Libro: de texto.	Editora Universitaria. Universidad Central de Venezuela. Caracas. 2001.
Almirall P; del Castillo N.	El PNF como técnica para la evaluación subjetiva en Neurotoxicología. Un estudio sobre su validez con relación a las alteraciones neurológicas, neurofisiológicas y cognitivas.	Validez por hipótesis del instrumento.	Revista Cubana de Salud y Trabajo.2002 Vol. 3 No 1 – 2 pp 40 – 4.
Avila I. Almirall P	Efectos neurotóxicos por exposición a solventes orgánicos.	Efectos sobre el equilibrio emocional en los expuestos a solventes orgánicos	Revista Cubana de Salud y Trabajo Vol. 3 No 1 pp 17 – 24. 2002.
Avila I. Almirall P	Alteraciones Psicológicas y Psicofisiológicas en trabajadores expuestos al Plomo, plaguicidas y solventes orgánicos.	Alteraciones de personalidad y psicomotoras en expuestos a noxas ambientales.	Trabajo de Diploma. Facultad de Psicología 1996.
Rojas D. Almirall P. Tutor	Evaluación psicotoxicológica en trabajadores expuestos a plaguicidas.	Alteraciones de personalidad y psicomotoras en expuestos a plaguicidas.	Trabajo de Terminación de Maestría.1997.

Autor (es)	Títulos	Resultados	Publicado en
Almirall P	Evaluación de efectos.	Alteraciones de personalidad y psicomotoras en expuestos a plomo.	International Workshop on Lead: Environment and Health. INSAT University Illinois. La Habana 9 al 11 de mayo 1999.
Curbelo L; Almirall P-	Trastornos de la memoria en la neuropatía epidémica.	Desarrollo instrumental para evaluar trastornos de memoria a corto plazo.	En: Neuropatía Epidémica en Cuba. 1992 1994. Editorial Ciencias Médicas. Centro nacional de Información de Ciencias Médicas pp 85 –99 1995. ISBN 959 212.
Almirall y col	Evaluación sistémica.	Aplicación sistémica de un algoritmo diagnóstico en trabajadores de salones de operaciones expuestos al Halotano.	Revista Cubana de Salud y Trabajo. Vol. 2 No 1 -2 2006.
Almirall P; Portela D	Evaluación de efectos.	Aplicación sistémica de un algoritmo diagnóstico en trabajadores.	Revista Cubana de Salud y Trabajo. Vol. 2 No 1 -2 2006.
Estraña.V. Almirall P	Psicotoxicología.	Estado del Arte.	Facultad de Salud Pública 1993 (TTM). Tutor.
Almirall P	Neurotoxicología.	Problemas metodológicos y actuales posibilidades de aplicación.	IX Congreso AMECA. La Habana Abril 2004.

6. Modelos y algoritmos para la evaluación de los llamados efectos tempranos.

No abundan los modelos que se usan para evaluar el impacto de las sustancias neurotóxicas, en la experiencia de los autores solo tres han sido identificados en la literatura y con discutible nivel de generalización.

En nuestro último Congreso Svendsen, y Bjørn Hilt (2010) plantearon un modelo que formó parte de una investigación epidemiológica en el personal que trabaja en clínicas dentales. Dicho modelo se expresa en un cuestionario donde se recogen por difernetes métodos. Este valor de la exposición ha sido utilizado en una investigación epidemiológica en síntomas del sistema nervioso del mercurio en el personal dental. Los autores consideran que fue de gran ayuda para demostrar una relación entre la exposición y los síntomas.

Otro intento de crear un modelo para al evaluación a los trabajadores expuestos a neurotóxicos es atribuido a Irengen y Gamberale (1990), muy ligado a un enfoque propio de la mitología de la investigación, este modelo utiliza los términos de variables dependientes e independientes.

Gráfico 2. Modelo de Irengen y Gamberale.

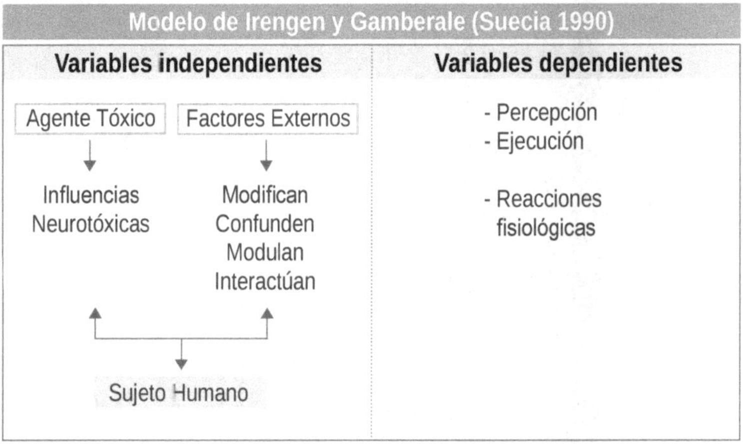

El tercer modelo que queremos poner a su consideración es de nuestra autoría.

Gráfico 3. Almirall 1992

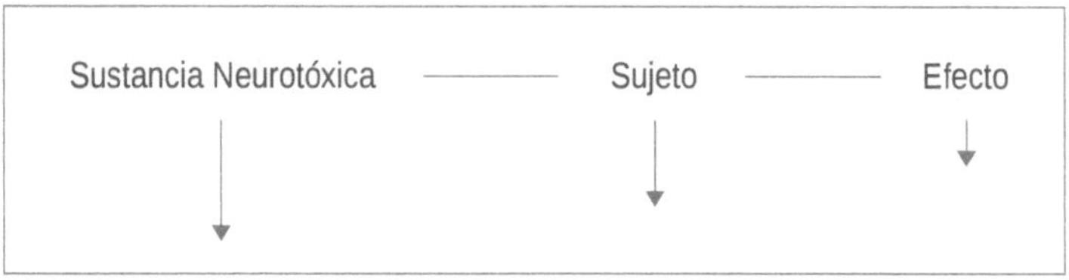

Cuenta con tres elementos fundamentales:

1) El tipo y agresividad de la sustancia.
2) El sujeto que se está evaluando.

Los efectos, en particular sus manifestaciones.

Las flechas nos señalan que cada uno de estos elementos es tributario de un análisis posterior.

Con relación a la sustancia, valoramos su mayor o menor agresividad, lo cual está en función de su composición química, el tiempo real de exposición y las normas recomendadas para esto.

Con relación al sujeto, en Neurotoxicología, la investigación experimental con animales, a veces, es el único medio de conocer la agresividad de una sustancia, su vía de penetración y en general su impacto en el metabolismo celular. Seppalainen (1991).

Cuando la evaluación es en humanos es imprescindible conocer ciertas variables que pueden jugar un rol de "confusoras" y hacer dudoso el resultado de la evaluación.

Gráfico 4.

Estas pueden observarse en le Gráfico siguiente:

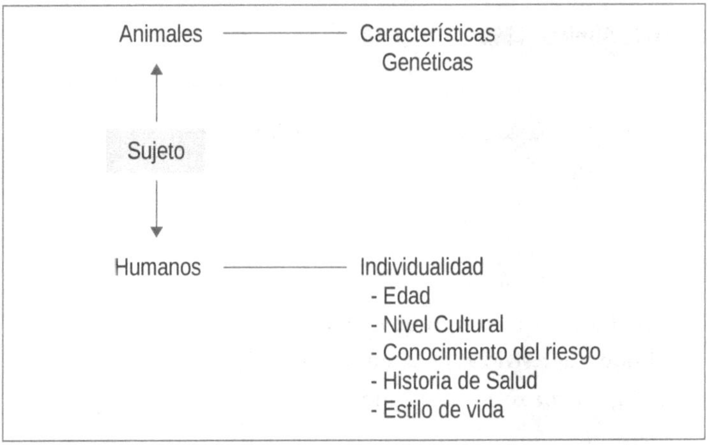

7. El equipo de investigación e intervención en Neurotoxicología.

A continuación presentaremos algunas de las áreas del conocimiento científico en que desarrollan sus acciones aquellos profesionales que reciben capacitación específica en el tema de la Neurotoxicología. En muchos casos acudimos a la experiencia del INSAT y de sus egresados, ya sea dentro del ámbito nacional o internacionalmente, no es una lista exhaustiva ya que en última instancia estas posibilidades están dadas por las exigencias socioeconómicas y laborales concretas del ámbito donde se desarrolle el especialista en cuestión.

Evaluación y tratamiento de las secuelas que dejan las intoxicaciones agudas.

Es importante el tratamiento específico dentro de la clínica de las enfermedades profesionales, el tratamiento de las intoxicaciones agudas, que pueden producirse por accidente u otras causas en el ambiente laboral. Es imprescindible mantenerse informado sobre los tratamientos específicos y de urgencia que se recomiendan en estos casos, además de los tratamientos que pudieron llevar al afectado a una recuperación, al menos parcial de la o las funciones afectadas. Son escasas las llamadas clínicas de rehabilitación cognitiva.

Diagnóstico y evaluación del tratamiento de intoxicaciones crónicas.
Valoración sistémica de los índices que determinan la presencia de una intoxicación que se instaló y representa un trastorno de salud; su tratamiento y rehabilitación, incluyendo los aspectos médico legal, es un área de amplio reclamo en el ejercicio de la salud ocupacional actual.

Evaluación de efectos tempranos.
Una de las aplicaciones más complejas, pero a la vez imprescindible, si queremos desarrollar modelos de intervención de carácter preventivo y promocional. Comprende la integración del conocimiento de la clínica profesional, la evaluación neuroconductual, los indicadores de caracteres fisiológicos y bioquímicos. Supone conocimientos suficientes para aplicar el método epidemiológico y planificar, ejecutar y controlar programas de vigilancia epidemiológica.

Estudios de hipersensibilidad.
A partir de los estándares actuales, el egresado en nuestro programa tendrá elementos para detectar aquellos trabajadores que presenten una sensibilidad especial ante la o las sustancias químicas a las que puede verse expuesto y de esa forma evitar su deterioro y los costos que puede representar para su persona y la empresa el desempeñar actividades laborales que lo expongan aún a condiciones aceptadas según los límites higiénicos admitidos.

Exámenes preventivos.
La exploración de las posibles premisas de daño que pueden presentar los aspirantes a desarrollar profesiones con este tipo de exposición es una de las áreas menos atendidas en el ámbito de la salud ocupacional. La posibilidad de integrar verdaderos equipos multidisciplinarios e in-

tegrar el conocimiento proveniente de diversas especialidades es algo que exige los nuevos enfoques para el ejercicio profesional.

Otro problema que aconsejaría el desarrollo de programas de capacitación acelerados para todo el personal que se desempeña en salud ocupacional está dado por la **Universalidad** del problema, los países desarrollados se caracterizan por la incesante incorporación de nuevas sustancias químicas en el ámbito de trabajo, en particular los solventes y algunos metales pesados y gases irritantes.

En la actualidad se descubren nuevas y cada vez más importantes alteraciones de salud por exposición a Cadmio y Níquel, lo que ha resultado en una verdadera alarma con relación a industrias tales como la aviación, nuevas fuentes de generación de electricidad y la industria del automóvil entre otras. Nuevas poblaciones no consideradas hace, apenas algunos años como: cirujanos, anestesistas y enfermeras de salones de operación, están ahora en el centro de nuestro interés para conocer las alteraciones a la salud, como el caso de los gases anestésicos y sus mezclas. Almirall 1999, 2001, los que se exponen a nanopartículas, Glance 2010, entre otros.

Los datos brindados en los primeros párrafos de esta introducción nos muestran la situación tan poco favorable en que se encuentran la mayoría de los expuestos a sustancias tóxicas en países del tercer mundo. A los peligros comprobados que representan dichas sustancias en el ámbito laboral, en nuestros países se potencializa el problema a partir de al menos las siguientes condiciones.

- Tecnología obsoleta o mixta, es decir, tecnología de punta en algunas partes del proceso productivo ligada a métodos artesanales.
- Proliferación de la pequeña y mediana empresa donde se establecen controles menos rigurosos.
- Trabajo doméstico con múltiples sustancias químicas actuantes en el proceso de trabajo.
- Deficiente reglamentación y control sobre la importación y manipulación de las sustancias químicas en particular los plaguicidas.

- Insuficiente educación sanitaria en los trabajadores.
- Poco desarrollo de recursos humanos especializados.
- Poblaciones laborales con una precaria calidad de vida, mala alimentación, hábitos tóxicos, hábitos higiénicos inadecuados, entre otros.
- Contaminación atmosférica. Toxicología.
- Evaluación Neuroconductual.
- Evaluación Neurofisiológica.
- Evaluación ambiental.
- Elementos de Cardiotoxicología.
- Evaluación Neumotoxicológica.
- Aspectos médico legal.

Propuesta de aplicación.
Capacitación de un equipo de trabajo especializado.

Los resultados actuales en el plano, neuroconductual, fisiológico, bioquímico de la clínica profesional y de la higiene del trabajo, nos permite en la actualidad y después de varias décadas de ardua dedicación contar con un conocimiento teórico, metodológico e instrumental.

Estadios y conocimiento necesario en cada una de las especialidades y fases de instauración de un servicio de evaluación y tratamiento en Neurotoxicología.

Evaluación Neuroconductual (neuropsicología, psicología diferencial, evaluación instrumental)

- Principios básicos del psiquismo. Evaluación de las funciones superiores del hombre: afectivas y cognitivas. Personalidad y características de la individualidad.
- Pruebas psicológicas. Definición Construcción y programas de validación de pruebas. Medidas de tipificación, percentiles, cuartiles, anotaciones z, estaninas.

- Evaluación psicofisiológica. Baterías de pruebas. Pruebas de papel y lápiz. Baterías Neuroconductuales. Automatizadas. NES II, IMT, DIANA. Criterios y medidas de evaluación, fiabilidad. Ambiente laboral, su influencia en el estado funcional del trabajador.
- Efectos de las sustancias tóxicas sobre el Sistema de Nervios y el comportamiento. Efectos tempranos. Modelos de evaluación Neuroconductual.

Evaluación electrofisiológica.

- Ritmos cerebrales, EEG convencional, y cuantitativo. Aspectos instrumentales.
- Potenciales evocados, somatosensoriales. Relacionados a eventos. Aplicación y evaluación.
- El uso de la electroencefalografía en el diagnóstico de los efectos neurotóxicos.
- Evaluación del sistema nervioso periférico. Electromiografía. Evaluación de la conducción nerviosa como indicador de daño en la exposición a sustancias neurotóxicas. Aspectos instrumentales.
- Toxicología Clínica.
- Evaluación Higiénica ambiental.
- Elementos de Cardiotoxicología.
- Evaluación Neumotoxicológica.
- Aspectos médico legal.

Perfiles de salida

- **Servicios.** Ejercicio profesional, atención a los trabajadores, planifica, ejecuta y controla programas de prevención que van desde la correcta selección de personal, hasta la evaluación y vigilancia del ambiente, la salud del trabajador y la conformación de condiciones adecuadas de trabajo.

- **Investigaciones.** Planifica, ejecuta y controla programas de investigación sobre la temática preferiblemente en instituciones competentes.

- **Docencia y capacitación.** Formación de recursos humanos calificados en la temática.

8. Algunas Investigaciones empíricas realizadas en el INSAT durante los últimos años.

8.1 EVALUACIÓN PSICOLÓGICA EN TRABAJADORES EXPUESTOS A PLAGUICIDAS

El presente estudio, tiene como objetivo, conocer el poder discriminativo de un procedimiento psicodiagnóstico de carácter psicométrico y psicofisiológico, aplicado en una población de expuestos comparados con un grupo testigo o control.

MATERIAL Y MÉTODO
Se evaluaron 110 trabajadores, 53 expuestos habitualmente a plaguicidas organofosforados y carbamatos, que desempeñan sus funciones como fumigadores en distintas Empresas Agrícolas de La Habana y 57 trabajadores, presumiblemente no expuestos a sustancias neurotóxicas.

Ambos grupos son similares con respecto a la edad X 32 + 6,7 control, X = 35 + 9,6 expuestos, Todos fueron seleccionados mediante una preencuesta que eliminó a los sospechosos de padecer otras patologías.

A todos los participantes en la investigación, se les realizó un examen psicológico que contaba de las siguientes evaluaciones.

a) Entrevista clínica psicológica, explorando fundamentalmente las áreas sociofamiliar, laboral y sexual; así como el estado presente de salud mental y su historia psicomotora.

b) Evaluación psicométrica:
- Bender
- Benton
- Encuesta de 47 Items de Hanninen y Lisndstron

c) Evaluación psicofisiológica.

Tiempo de reacción simple asociado. Mediante un test de adaptación motora de la FRR, modelo 1218. Japan.

Una parte de los sujetos se evaluarán en el laboratorio de Psicofisilogía del IMT y por necesidades del estudio; un grupo numeroso, se evaluó en su propio puesto de trabajo.

ANÁLISIS DE LOS RESULTADOS

Los grupos de comparación pueden catalogarse como similares con respecto a la edad y homogéneos con respecto al sexo.

Con respecto a la variabilidad de los indicadores propuestos podemos señalar que la reactividad sensomotora de los expuestos a plaguicidas, se encuentra disminuida con más frecuencia en este grupo, casi el doble de los sujetos con un TRSA enlentecido (< 210 ms según los valores brindados por Cattell) pertenecen a los que habitualmente manipulan estas sustancias neurotóxicas. **Tabla 1**

TABLA 1. VALORES DE X2 PARA EL TRSA, COMPARACIÓN ENTRE GRUPOS

VALORES DE X2 PARA EL TRSA, COMPARACIÓN ENTRE GRUPOS			
	Grupo Control	**Grupo Expuesto**	**Total**
No Promedio 210 mms	18 (39,1)	40 (71,4)	58
Promedio 150-210 mms	28 (60,8)	16 (28,5)	44
	46	56	102

X2 = 13,7 gl = 1
p< 0,0001

En el estudio de los síntomas neuropsíquicos que fueron pesquisados en nuestro modelo, no se destacan diferencias significativas en ambos grupos, tanto en la encuesta sintomatológica general aplicada, (**veáse tabla 2**), como en la entrevista clínica que forma parte de este estudio, la cual muestra por áreas las frecuencias referidas de conflictos que refirieron ambos grupos. **(Tabla 2 y 3)**

TABLA 2. SINTOMATOLOGÍA REFERIDA

SINTOMALOGÍA REFERIDA				
	Grupo Control		Grupo Expuesto	
	F	%	F	%
Cefalea	14	33	3	66
Ansiedad	12	28	7	15
Depresión	9	21	7	13
Anorexia	5	12	4	8
Trastornos del sueño	9	21	3	6
Convulsiones	2	4	0	0

TABLA 3. DATOS CLÍNICOS OBTENIDOS DURANTE LA ENTREVISTA

DATOS CLÍNICOS OBTENIDOS DURANTE LA ENTREVISTA				
	Grupo Control		Grupo Expuesto	
	F	%	F	%
Anomalías en el desarrollo psicomotor	5	10	8	16
Conflictos en la esfera familiar	10	21.7	11	23
Trastornos esfera sexual	3	6.5	6	13
Conflictos en la esfera laboral	3	6.5	5	10

El resultado de las pruebas para evaluar alteraciones perceptuales fundamentales en la coordinación óculo-manual y en la memoria visual, tampoco aportaron diferencias significativas con respecto a la comparación entre los grupos control expuestos. **Tabla 4, 5.**

TABLA 4. VALORES DEL BENDER. DISTRIBUCIÓN EN AMBOS GRUPOS

VALORES DEL BENDER. DISTRIBUCIÓN EN AMBOS GRUPOS			
	Grupo Control	Grupo Expuesto	Total
Normal	13	20	33
Patológico	33	43	76
TOTAL	46	63	109

X2 = 0.3626 gl = 1 $p<0.05$

TABLA 5. VALORES DEL BENTON. DISTRIBUCIÓN POR GRUPOS

VALORES DEL BENTON. DISTRIBUCIÓN POR GRUPOS			
	Grupo Control	Grupo Expuesto	Total
Normal	13	8	21
Patológico	33	52	85
TOTAL	46	60	106

X2 = 2.77 P: 0.05

Igualmente, no se puede señalar diferencias significativas entre los trabajadores estudiados al aplicarles la Encuesta de 47 Items de Hänninen y Lindstrom (traducida al español).

TABLA 6. VALORES DE LA ENCUESTA. DISTRIBUCIÓN ENTRE EL GRUPO EXPUESTO Y CONTROL

VALORES DE LA ENCUESTA. DISTRIBUCIÓN ENTRE EL GRUPO EXPUESTO Y CONTROL			
	Grupo Control	Grupo Expuesto	Total
Promedio < 85	37	51	88
No promedio +85	9	12	21
TOTAL	46	63	109

X2 = 0.098 p 0.05

DISCUSIÓN

Los resultados obtenidos contradicen en el área clínico psicológica los referidos por algunos autores ocupados del problema, cuando han comparado grupos expuestos a sustancias neurotóxicas y poblaciones no expuestas.

Puede estar decidida esta no desigualdad a nuestro modo de ver, en la no especificidad de los síntomas, los cuales se pueden referir por numerosas patologías o estados transitorios que los producen: fatiga, monotonía en su trabajo, hastío psíquico, insatisfacción laboral, etc.

En cuanto a la marcada diferencia en el TRSA, nos planteamos al menos dos hipótesis para su explicación.

El TRSA se considera una prueba que pone en juego las capacidades sensoriales y motoras del hombre. Es conocido que debido a la exposición a plaguicidas, se establece una reacción fisiopatológica a nivel celular, que se expresa en una axonopatía con desmielinización secundaria. Los axones más largos de la médula espinal y de los nervios periféricos son los predominantemente afectados (Coye 1983). Lo anterior pudiera explicar el enlentecimiento del TRSA en los sujetos expuestos.

Puede concluirse de nuestra investigación, la necesidad de una revisión de las manifestaciones sintomatológicas de los expuestos a sustancias neurotóxicas, como un indicador confiable de la cronicidad del daño.

Debe ser complementado cualquier estudio que explore el estado de salud de estos trabajadores con una evaluación psicomotora exponente de la reactividad y el tono del SNC.

8.1 LA PRUEBA DE BENDER Y SU RELACIÓN CON ALGUNAS ALTERACIONES BIOQUÍMICAS EN LA INTOXICACIÓN POR PLOMO

AUTORES: Lic. Pedro Almirall Hernández y Lic. Enrique Ibarra Fernández de la Vega

OBJETIVO

Investigar si existe contigencia entre algunos indicadores bioquímicos y la coordinación visomotora en trabajadores intoxicados por plomo.

PROCEDIMIENTO

Muestra: Se utilizaron en nuestra investigación 21 trabajadores internados en la Sala de Enfermedades profesionales del Instituto de Medicina del Trabajo (IMT) durante el período de abril-septiembre de 1979, y que laboraban habitualmente expuestos a plomo. Todos hombres y con una experiencia en el puesto de trabajo de un año como mínimo.

OBTENCIÓN DE LA INFORMACIÓN

A los pacientes intoxicados se les aplicará la prueba gestáltica visomotora de Bender.

Se realizarán los exámenes bioquímicos de: plomo en sangre, ALA en orina y CP en orina, coincidiendo con la aplicación del Bender.

Mediante la entrevista con cada sujeto pesquisaremos cualquier referencia que pudiera ser expresión de un psico-síndrome orgánico, lo cual excluirá al participante de nuestras experiencias.

Todos estos exámenes se realizaron en la Sala de Enfermedades Profesionales del IMT.

La prueba gestáltica visomotora de Bender.

Es una prueba clínica de numerosas aplicaciones en psicología, que ha demostrado poseer un considerable valor diagnóstico de diversos síndromes de deterioro: deficiencia mental, desórdenes orgánicos y psicosis mayores (7), (8).

Desde el punto de vista psicométrico puede considerase como visomotora y gestáltica.

Es gestáltica porque hace uso de la función gestáltica del organismo, por lo cual ésta responde como una unidad a una constelación de estímulos dados. Es visomotora porque el examinado realiza una tarea gráfica con los modelos a la vista.

La función gestáltica-visomotriz está estrechamente ligada a las funciones intelectuales, tales como la percepción visual, habilidad motriz, conceptos témporo-espaciales, organización y representación (6), (8).

Los resultados se expresan en una escala lineal del 1 al 5, basada en un modelo planteado por Pascall y Suffel que permite un análisis cuantitativo en base de los errores del examinado (9). La calificación de la prueba fue establecida por un criterio de tres jueces, al igual que en experiencias similares (7), (10).

Los indicadores bioquímicos están representados por los resultados obtenidos de plomo en sangre, ALA en orina y coprorfirina en orina, los cuales corresponderán con los rangos siguientes:

Gráfico 1. Resultados obtenidos Plomo en sangre y ALA en orina.

Plomo en sangre determinado por	0	30 mg/dl	1 normal
el método espectrofotométrico de	30	60 mg/dl	2
la detizona	60	90 mg/dl	3
	90	120 mg/dl	4
	120	ó más	
Ácido delta-amino	0	10 mg/l	5
levulínico en orina	10	20 mg/l	1 normal
por el método	20	30 mg/l	3
espectrofotométrico (12)	30	40 mg/l	4
	40	ó mg/l	5
	más		

Coproporfirina en orina por 5 el método semicuantitativo de fluorescencia.

ANÁLISIS DE LOS RESULTADOS

Los sujetos estudiados presentan una edad promedio de 36,6 años + 3,81 D.S y con un tiempo de exposición de X: 8,9 + 7,6 SD.S como nos muestra la tabla 1.

TABLA 1. DESCRIPCIÓN DE LA MUESTRA

DESCRIPCIÓN DE LA MUESTRA		
N	=	21
X Edad	=	36,6 años
D.S	=	3,81
X TiempoExposición	=	8,9 años
D.S	=	+ 7,26

FUENTE: HISTORIAS CLÍNICAS SALAS DE ENFERMEDADES PROFESIONALES (IMT).1979

En la tabla 2 se muestra la frecuencia de trastornos gestálticos y su gravedad, de acuerdo con la calificación utilizada se destaca que más del 70% de los investigados presentan alteraciones en esta área.

TABLA 2. RESULTADOS DE LA APLICACIÓN DE TEST BENDER

RESULTADOS DE LA APLICACIÓN DE TEST BENDER	
F	%
10	47,6
6	28,6
5	23,8
21	100,0

Se le aplicó a los datos obtenidos en las calificaciones de la Bender cuantificado y los análisis bioquímicos un coeficiente de correlación múltiple re 1,2,3,4= 0,5316 tabla 3, significativo a nivel de P: 0,01.

Para conocer si existía asociación entre los resultados del Bender cuantificado y algunas variables cuya influencia en esta prueba, en su análisis cualitativo, reporta la literatura (7), (8), (9), aplicamos un coeficiente de correlación producto momento de Person (11), correlacionando dichos resultados con la edad y el tiempo de exposición al plomo r1 = 0,13, $R_{2 ==}$0,61, significativos.

Comparando nuestros resultados con los obtenidos en una experiencia similar realizada por Hänninen ycol (10), notamos una correspondencia al encontrar en estos autores diversas manifestaciones de trastornos visomotores y de alteraciones gestálticas, al aplicar una batería de pruebas psicomotoras de papel y lápiz (incluyendo la Bender entre ellas) a sujetos intoxicados con un nivel de 60 a 70 mg de plomo en sangre.

Un estudio anterior en nuestra institución (7) sobre posibles expuestos a CO, en el cual no se partía de un diagnóstico certero de intoxicación crónica, brindó resultados menos categóricos en lo referente al hallazgo de trastornos gestálticos, pues sólo se encontró un 8% de afectados.

La información encontrada corrobora las teorías neurofisiológicas y neuropsíquicas que subyacen en este fenómeno de las alteraciones grafológicas y perceptuales en general. Noyes, Sergenko (11), (12), y otros plantean que las sustancias agresivas del medio logran reducir notablemente los potenciales de oxígeno en áreas corticales y subcorticales, provocando diversos trastornos en la vida de relación del hombre.

CONCLUSIONES

- Las alteraciones gestálticas aparecieron frecuentemente en los sujetos intoxicados por plomo en nuestra investigación.
- La prueba de Bender cuantificada está asociada a los indicadores más frecuentemente utilizados en nuestro país para el diagnóstico del saturnismo.
- No existe asociación significativa entre los resultados de la Bender, la

edad y el tiempo de exposición de los sujetos estudiados.

- Pueden convertirse las pruebas psicológicas en un elemento de peso para el diagnóstico de la intoxicación por la exposición al plomo.

8.3 ENMASCARAMIENTO RETROACTIVO Y DETECCIÓN TEMPRANA DE NEUROTÓXICIDAD. UNA APROXIMACIÓN EXPERIMENTAL EN MEDICINA DEL TRABAJO.

El presente reporte ofrece los resultados de la exploración de este estadío inicial de la memoria visual a corto plazo (MVI) en sujetos expuestos crónicamente a vapores del Hg metálico, donde los déficits de memoria son frecuentemente descritos (8, 9, 10).

La MVI fue evaluada en dos estadíos diferentes: el inicial o de conservación y transferencia de la memoria icónica, y el final o de reconocimiento de materia visual previamente presentado. La consideración del estado final tuvo como objetivo comprobar si en ausencia de un déficit de ejecución detectable por las pruebas psicodiagnósticas, podría estar ocurriendo ya una alteración latente de su primer eslabón funcional.

MUESTRA

En la experiencia participaron 44 sujetos, todas mujeres, después de descartar las que revelaron antecedentes o signos actuales de trastornos, psiquiátricos o neurológicos, y que no poseyeran visión normal o corregida.

De este total, las 29 que conformaron el grupo expuesto (Ge) son asistentes dentales de clínicas estomatológicas de Ciudad de La Habana, las restantes 15, integraron el grupo control (Gc). En estas se comprobó el criterio de no exposición actual o anterior.

TÉCNICAS Y PROCEDIMIENTOS

La evaluación psicológica contempló dos etapas cuyo orden fue balanceado para cada grupo.

ETAPA 1

Evaluación de la capacidad de reconocimiento visual de rostros y números mediante pruebas psicológicas.

Para ellos se aplicaron a los sujetos dos pruebas que forman parte de la batería psicodiagnóstica del IMT y del ICMT de la RDA. Ambas pruebas constan de una tarjeta estímulo donde están impresos un conjunto de rostros y números y de una hoja de respuestas donde los estímulos deben ser localizados. El tiempo de presentación de los estímulos es de 30 s para los rostros y de 2 min para los números. El de reconocimiento, de 90 s para la primera y de 4 min para la segunda.

ETAPA 2

Evaluación de la velocidad de transferencia de la memoria icónica o de su duración mediante una técnica de enmascaramiento retroactivo (ER) de estímulos presentados taquitoscópicamente.

La técnica de ER utilizada consiste, en esencia, en estudiar el efecto enmascarador que tiene un estímulo (máscara), irrelevante para la tarea sobre la capacidad de identificación de otro estímulo (tarea), que ha sido previamente presentado durante un tiempo umbral.

Tal efecto es medido a través del intervalo de tiempo mínimo que debe transcurrir entre la desaparición del ET y la aparición del EM para que el sujeto sea capaz de identificar al primero a pesar de la interferencia del segundo. Este intervalo, denominado INTERVALO CRÍTICO INTERESTÍMULO (ICI) lo interpretamos como indicador de la velocidad, con que contenido de la memoria icónica es transferida a los eslabones centrales donde es codificado e impreso.

En nuestra experiencia para el estudio del ER nos servimos del siguiente procedimiento: como ET se empleó una serie al azar de letras mayúsculas A y T de 20 mm de alto, presentadas en el centro del campo visual y en visión binocular. A 180 por encima de las letras se colocó un punto de fijación visual.

Como máscara se utilizó un arreglo de letras XX que podía suponerse a los en. Todas las presentaciones se hicieron con fondo de post-exposición iluminado a nivel constante de 30 1x a una distancia de 98 cm de los ojos, en un taquitoscopio de 3 canales (TKK, 232, japonés).

La experiencia constó de dos fases:

a) Determinación del umbral de identificación visual (UIV)

En el canal del taquitoscopio se expuso la serie de letras mientras que en el otro sólo aparecía, durante los intervalos el punto de fijación visual. Cada sujeto realizó cuatro ensayos con intervalos de 5 min entre sí y con pausas de 30 s cada diez presentaciones.

El tiempo base de exposición fue de 10 ms y se incrementaba en 2 ms con cada fracaso o respuesta incorrecta del sujeto.

Se consideró como ULV aquel tiempo de exposición de los estímulos en que el sujeto pudo ofrecer cuatro identificaciones correctas sucesivas de cada letra. Se promediaron los UIV de cada letra a lo largo de los cuatro ensayos.

DETERMINACIÓN DEL ICI

Una semana después de establecido el UIV, cada sujeto se sometió a la prueba de ER según la siguiente técnica. En el primer canal del taquitoscopio se expuso la misma serie de letras, durante el tiempo umbral previamente determinado para cada individuo. En el segundo canal y con un intervalo incial de 20 ms respecto a la desaparición del ET, fue presentada la máscara durante un período fijo de 50 ms para todos los ensayos. El tercer canal se utilizó como fondo de post-exposición y en él sólo aparecía, en los intervalos, el punto de fijación visual.

Cada sujeto realizó cuatro ensayos, con 5 minutos de receso entre cada uno y 30 segundos de pausa, cada 10 presentaciones. El intervalo entre el ET y el EM se incrementó en 2 ms con cada fracaso o respuesta incorrecta del sujeto.

Se tomó como ICI aquel intervalo en que el sujeto pudo ofrecer cuatro identificaciones correctas sucesivas de cada letra. En forma similar al UIV se promediaron los ICI de cada letra en todos los ensayos.

RESULTADOS Y DISCUSIÓN

1. Los datos provenientes de las pruebas de reconocimiento de rostros y números se compararon con ayuda de la prueba de la mediana. En ninguno de los casos, las diferencias entre los grupos alcanzaron valores estadísticamente significativos lo que indica que el grupo expuesto conserva intacta, o al menos al mismo nivel que el grupo de control, la estructura funcional de su MVI en tareas donde la velocidad de transferencia del contenido sensorial de la memoria icónica o su duración no son determinantes para la ejecución.
2. Los valores del ICI de ambos grupos se analizaron con la prueba U de Mann-Withmey. La magnitud de la diferencia encontrada representa un 98 % de confiabilidad respecto de la ocurrencia de un valor comparable por azar, tal criterio confirma la existencia de sensibles diferencias entre los grupos respecto del funcionamiento de la memoria icónica.

Las diferencias se refieren tanto al valor absoluto del ICI como a su dispersión. Los expuestos necesitan, como promedio, un 66 % más de intervalo entre el ET y el EM para lograr la correcta identificación del primero, y su dispersión es más del doble.

Resultados similares han sido reportados por Saccuzzo (4, 5, 6), Scheweitzer (7) y otros con pacientes esquizofrénicos y retrasados mentales leves, Luria (1) describe efectos similares en pacientes con agnosia visual simultánea, pero a diferencia de éstos, los sujetos expuestos experimentan estos cambios en forma latente a menos que sean evaluados con técnicas taquitoscópicas. El autor (11) encontró diferencias entre expuestos a solventes orgánicos y normales en tareas de identificación de grupos de ocho letras, sin máscara con presentaciones de 50 a 75 ms pero no a partir de 100 ms.

Confirmamos así la modificación de la memoria icónica o de la velocidad, es decir, que se trata de sujetos considerados sanos tanto por el monitoreo clínico como por la evaluación psicodiagnóstica.

Esto significa que el método de evaluación empleado y el tipo de indicador utilizado, los estadíos temprano de procesamiento de información, pueden contribuir sensiblemente a la detección de efectos sutiles y tempranos de exposición y, por esta vía, a la prevención de esta enfermedad profesional.

De hecho, aunque la estructura funcional de la MVI está conservada en estos sujetos; ante condiciones que exijan alta resolución perceptual, ellos sólo podrán conseguir una ejecución exitosa con la ayuda de acciones compensatorias en el nivel central de procesamiento del tipo de las generaciones fundadas en los pocos índices sensoriales sobre los E que son capaces de codificar. Este último aspecto añade, el peligro de la enfermedad neurotóxica, el aumento del riesgo de accidentes dentro o fuera del trabajo.

8.4 UN ESTUDIO FACTORIAL EN LA PSICOTOXICIDAD POR TOLUENO

En el presente estudio se quiere identificar qué factores se encuentran en la base de un fenómeno concreto como resulta la intoxicación crónica por exposición a tolueno y la posible interrelación que existe entre las variables seleccionadas como indicadores de esta enfermedad profesional.

MATERIAL Y MÉTODO

Para la presente investigación se seleccionaron 31 sujetos que realizaron su trabajo habitualmente expuesto por más de un año a solventes orgánicos, principalmente el tolueno, a los cuales se les internó en la sala de enfermedades profesionales del Instituto de Medicina del Trabajo. La edad promedio fue de 38.41 = 10.79 años. Para la conformación de este grupo se utilizó la información que ofrecían las historias clínicas de cada uno de los trabajadores ingresados, para descartar los que hubiesen padecido alguna de las siguientes enfermedades.

- Neuropatías de cualquier tipo.
- Trastornos psiquiátricos agudos o crónicos, o un deficiente desarrollo intelectual posiblemente originado por factores de la individualidad.
- Cualquier trastorno de carácter metabólico.

A todo el grupo de estudio se le realizó la siguiente evaluación psicológica: una entrevista clínica para obtener una información exhaustiva de los aspectos más relevantes de la personalidad de los estudiados.

Se les aplicó una prueba de Benton, para explorar las funciones gestálticas, visomotoras y la memoria visual, y un cuestionario de 47 items para conocer la sintomatología expresada por los expuestos a sustancias neurotóxicas. Ambos instrumentos utilizados han sido recomendados por el Instituto de Salud Ocupacional de Helsinki para los estudios en psicotoxicidad.

Los indicadores bioquímicos se obtuvieron mediante investigaciones realizadas a trabajadores por el Laboratorio Clínico y el Departamento de Riesgos Químicos del Instituto de Medicina del Trabajo.

Fueron utilizados el ácido hipúrico y la creatinina. El primero se determinó en orina por un método de espectrofotometría colorimétrico, a las cuatro horas de estar realizando su jornada habitual. Los días escogidos para la toma de muestra fueron del martes en adelante, para evitar que el descanso dominical falseara los resultados. Los niveles de creatinina, se determinaron por un análisis clínico en orina.

Para el análisis de los resultados se utilizó una técnica multivariada: el análisis factorial clásico, pues se trata de descubrir las dimensiones de variabilidad común existente en el campo de acción de un fenómeno, o sea, cuántos y qué factores se encuentran en la base del mismo.

Utilizamos el método centroide de Thurstone, también conocido por el de los "factores múltiples". En su estructura general este método responde al siguiente modelo matemático:

Xp = 1plf1 + 1p2f2 + ..1 pm fm + ep

ANÁLISIS DE RESULTADOS

El cuadro 1 nos muestra como se correlacionaron las variables para nuestra experiencia.

Aunque no es la intención de este trabajo, pues existen publicaciones específicas sobre el tema 11,12 referiremos abreviadamente la técnica utilizada. El método de Thurstone para la factorización cuenta de las sigueintes operaciones.

1er Paso

Buscar como una estimación de las comunidades el máximo de las correlaciones de las columnas de R.

2do Paso

Calcular el total de las columnas de la matriz de correlaciones: en nuestro estudio Cj .....Cg. Calcular el gran total G.

3er Paso

Hallar las saturaciones $hi = \frac{Cj}{G}$: j = 1,2.........................6 (columnas)

4to Paso

Corresponde a la obtención de las saturaciones del 2do factor, repitiéndose los pasos del 1 al 3ro sobre su reflexión de la matriz R, operación que se repite hasta que la matriz residual muestra correlaciones muy pequeñas **(cuadro II)**.

En nuestra experiencia con la extracción del 2do factor las correlaciones de R_2 se hacen despreciables, por lo que no procede la búsqueda de un tercero **(cuadro III)**.

La matriz factorial no rotada se presenta a confusiones en su análisis, aunque se comprueban la existencia precisa de dos factores; éstos no son "puros" y sus altas saturaciones no lo definen en el sentido de alguna u otra variable.

Después de rotada nuestra matriz factorial, se aclara notablemente su estructura y se define un factor I, el cual denominaremos individualidad.

CUADRO I. MATRIZ DE CORRELACIÓN INICIAL. CÁLCULO DE LAS SATURACIONES DE 1ER FACTOR

MATRIZ DE CORRELACIÓN INICIAL. CÁLCULO DE LAS SATURACIONES DE 1er FACTOR						
VARIABLES	1	2	3	4	5	6
1	.94	.91	.08	.25	.32	.28
2	.93	.96	.05	.18	.18	.05
3	.084	.05	.82	.82	-.65	.37
4	.25	.18	.82	.82	.01	.70
5	.32	-.18	-.65	.01	.67	.67
6	.28	.06	.37	.70	.67	.70
Total G	2.8	2.3	2.8	2.8	2.8	2.8
Saturaciones	.69	.58	.70	.69	.62	.70

Gran total (G): 16.11 G:4.01481

Variables: 1. Edad, 2. Tiempo de exposición al tóxico, 3. Sintomatología referida, 4. Funciones gestálticas, 5. Niveles de ácido hipúrico, 6. Niveles de creatinina.

CUADRO 2. MATRIZ DE CORRELACIONES RESIDUAL. CÁLCULOS DE LAS SATURACIONES DE 2DO FACTOR

MATRIZ DE CORRELACIÓN INICIAL. CÁLCULO DE LAS SATURACIONES DE 2do FACTOR						
VARIABLES	1	2	3	4	5	6
1	.52	.52	-.40	-.23	-.11	-.20
2	.53	.52	-.35	.22	.17	.35
3	.40	.35	.40	.33	.21	-.11
4	.23	-..22	.33	.41	-.41	-.21
5	.11	-.17	.21	-.41	.41	.23
6	.20	.35	-.11	-.21	.23	.35
TOTAL (G)	.06	2.1	1.8	1.8	1.5	1.4
Saturaciones (H)	.60	.65	.55	.55	.47	.44

Gran total (G): 10.8978 G: 3.3011

Variables: 1. Edad, 2. Tiempo de exposición al tóxico, 3. Sintomatología referida, 4. Funciones gestálticas, 5. Niveles de ácido hipúrico, 6. Niveles de creatinina

CUADRO III. MATRIZ FACTORIAL NO ROTADA

MATRIZ FACTORIAL NO ROTADA	
FACTOR 1	FACTOR 2
69	-. 60
58	-. 65
70	-. 65
69	-. 55
62	-. 47
70	-. 44

Contiene por la edad, la experiencia de trabajo, las funciones visomotoras, la memoria, y también muy asociado a los niveles de creatinina.

En cuanto a las saturaciones, reconocemos la independencia del factor 1, respecto al factor II, denominado éste, sintomatología referida, al alcanzar saturación de .84 contra, 10 en el factor I, en esta dimensión.

CUADRO IV. MATRIZ FACTORIAL INICIAL Y SU ROTACIÓN SIMPLE

MATRIZ FACTORIAL INICIAL Y SU ROTACIÓN SIMPLE			
MATRIZ INICIAL		MATRIZ ROTADA	
FACTOR 1	FACTOR 2	FACTOR 1	FACTOR 2
.69	0.60	.90	.10
.58	-.65	.87	.00
.70	.55	.10	.84
.69	0.55	.85	.13
.62	.47	.06	.77
.70	0.44	.79	.21

CUADRO V. MATRIZ FACTORIAL ROTADA POR EL MÉTODO SIMPLE

MATRIZ FACTORIAL NO ROTADA POR EL MÉTODO SIMPLE	
FACTOR 1	FACTOR 2
.90	.10
.87	.00
.10	.84
.85	.13
.06	.77
.79	.21

El factor II está mostrando la asociación estrecha que existe entre los síntomas que refieren los expuestos a tolueno y los niveles de ácido hipúrico en orina.

El análisis lógico de nuestros factores corrobora los resultados estadísticos, pues es real que a una mayor edad hay más posibilidades de una experiencia de trabajo mayor y, por tanto, también aumentan las posibilidades de mayor exposición al tóxico.

Las funciones gestálticas, visomotoras y de la memoria visual, se conoce lo influenciadas que están por la edad, y disminuyen gradualmente estas capacidades en la mayoría de las personas con el tiempo.

La alta saturación de la variable creatinina en este factor, abre una interrogante para nuestros especialistas, que se formulan la hipótesis de una posible relación entre los niveles de este indicador bioquímico en las diferentes etapas de la vida, en los expuestos a tolueno.

El ácido hipúrico está descrito como el mejor indicador bioquímico de la exposición al tolueno; lógicamente en la media de que éste se vea alterado hay más posibilidades de que el trabajador expuesto refiera síntomas como decaimiento, cefaleas, irritabilidad, ansiedad y otros.

Debe señalarse una asociación, aunque de menor grado, entre estos síntomas referidos por trabajadores estudiados y los niveles de creatinina.

CONCLUSIONES

El análisis factorial resultó un método eficaz para describir los factores que se encuentran en el proceso de la intoxicación crónica por exposición al tolueno.

Se identifican dos factores independientes en las variables seleccionadas para conocer los resultados de la exposición habitual a tolueno.

El factor I está determinado principalmente por la edad del expuesto, estrechamente asociado al tiempo de exposición al tóxico, los niveles de creatinina, las funciones gestálticas, visomotoras y la memoria visual.

El factor II se expresa en altas saturaciones en la variable síntomas referidos muy correlacionado a los niveles de ácido hipúrico en orina.

RECOMENDACIONES

Para el diagnóstico de intoxicación crónica por exposición a tolueno deben analizarse insoslayablemente los aspectos de la individualidad y las funciones expresadas por altas saturaciones en los factores identificados I y II.

Debemos continuar en el estudio de esta enfermedad profesional, para incorporar a nuevos estudios multivariados sobre un mayor número de variables que puedan intervenir en este fenómeno.

8.5 Aplicación de un programa de evaluación neurotoxicológica

OBJETIVOS

- Contribuir a la disminución de la morbimortalidad de los trabajadores expuestos a sustancias neurotóxicas.
- Evaluar la eficacia de la Batería IMT y el programa PSICOTOX para el diagnóstico de los efectos negativos a la salud por la exposición habitual a sustancias neurotóxicas.

- Comprobar si existen asociaciones entre los niveles neuroconductual (Batería IMT) y neurofisiológico (EEq) en la evaluación psicodiagnóstica en trabajadores expuestos a neurotóxicos habitualmente.
- Determinar la relación entre la edad, el tiempo de exposición y el sexo con el procedimiento diagnóstico propuesto.

MATERIAL Y MÉTODOS

Para el cumplimiento de nuestros objetivos se diseñó la presente investigación basada en un diseño transversal (caso/control).

La población utilizada en nuestro estudio fue clasificada en los siguientes órdenes:

- Trabajadores expuestos a sustancias neurotóxicas. En este grupo se consideraron trabajadores expuestos a plaguicidas, solventes y mezclas de solventes orgánicos y plomo.
- Trabajadores no expuestos a sustancias neurotóxicas. En este grupo se consideraron los siguientes subgrupos: sanos no expuestos y trabajadores con alteraciones en su salud mental, no expuestos a sustancias neurotóxicas.

Constitución de los grupos evaluados.

Trabajadores expuestos a sustancias neurotóxicas. (Grupo experimental).

Plaguicidas. (GE1). Se consideró el universo de directamente vinculados a la producción de una fábrica (formuladora) de plaguicidas de la provincia La Habana, el número de evaluados fue de 30.

Solventes orgánicos. (GE2). Fueron utilizadas las siguientes fuentes:

Fábrica de Rayón Viscozo	6 trabajadores
Laboratorio farmacéutico	18 trabajadores
Fábrica de calzado	6 trabajadores
Total	**30 trabajadores**

Plomo. (GE3). Fueron utilizadas las siguientes fuentes:

Consulta externa y sala del IMT	10 trabajadores
Empresa de instrumentación	20 trabajadores
Total	**30 trabajadores**

Grupo control.

No expuestos sanos. (GC1)	
Hombres	30
Mujeres	20
Total	**50**

No expuestos con alteraciones de salud. (GC2).

No expuestos con alteraciones de salud (GC2)	
Hombres	8
Mujeres	11
Total	**19**

Control de variables.

Edad. Todos los trabajadores evaluados se encontraron en el rango de 20-55 años.

Edad			
Grupo	**M**	**F**	
GE1	30	-	
GE2	30	-	
GE3	30	-	
GC1	30	20	
GC2	10	9	
Total	**130**	29	**159**

Se incluyeron mujeres en el grupo control en GC1 y GC2, con la intención de ampliar los criterios de validez del algoritmo PSICOTOX y su relación con alteraciones propias del EEGq.

TABLA 1. ESCOLARIDAD.

ESCOLARIDAD			
Grupo	**Primaria**	**Secundaria**	**Universitaria**
CE1	26	4	0
GE2	21	6	3
GE3	3	22	5
GC1	24	19	7
GC2	13	4	2
TOTAL	**87**	**55**	**17**

N=159.

Criterios para determinar la escolaridad.
Se consideró la pertenencia a los grupos referidos a partir de los siguientes criterios:

- Primaria. Trabajadores con 6to grado aprobado.
- Secundaria. Trabajadores que cursaron del 7mo grado hasta el 12mo. Se incluyen los técnicos medios.
- Universitario. Trabajadores en cualquier año, especialidad o carrera que se imparta en un centro de educación superior reconocido por el M.E.S.

Nivel de exposición.
Criterio de exposición. Es pertinente para el grupo experimental y fue conformado "ad hoc" por los investigadores a partir de la siguiente información:

Puesto que desempeña. En el caso de todo el grupo se reconocieron aquellos puestos que históricamente se han señalado como de potencial exposición y que fueron:

- Plaguicidas: Operarios de mezcla, alimentadores y estibadores, pesadores, operador de compresor, marcador de sacos de una formuladora.
- Solventes: Fabrica de Rayón Viscoza: batidor, disolvedor, purificador, hilador. Laboratorios Farmacéuticos: Operador de biani, ayudante, mezclador y estibadores. Ingenieros asociados a la producción, control de calidad y de sistemas.
- Plomo: Fundidores, reparadores de baterías, soldadores, ayudantes, vaseadores de fundición, ingenieros metalúrgicos.

Historia de exposición. Años en el actual puesto de trabajo. Se consideró que nunca fuera menos de uno.

Trabajos anteriores. En el caso del grupo control, su participación en tareas de reconocida exposición a sustancias neurotóxicas por un tiempo superior a tres meses lo invalidaba de formar parte del estudio.

Historia de salud. En el caso del grupo experimental y el GC1 fueron eliminados de la investigación todos los sujetos portadores de una patología neurológica o psiquiátrica crónica o aguda y todos los que en el momento de su evaluación sufrían de cualquier enfermedad conocida.

En el caso del GC2 se consideró como una condición presentar trastornos de salud que no impidieran la vida de relación, que fueran certificados por un especialista o determinado en nuestra evaluación clínico psicológica. La distribución fue la siguiente:

TABLA 2. DISTRIBUCIÓN DE EVALUACIÓN.

/Retraso mental ligero	9 sujetos
/Retraso mental moderado	2 sujetos
/Neurosis de ansiedad	3 sujetos
/Personalidad inadecuada	2 sujetos
/Posible secuela de trauma craneal	1 sujetos
/Neuropatía periférica	2 sujetos

Las fuentes para nuestra selección fueron las siguientes:

Consulta Externa y Sala de Enfermedades Profesionales del INSAT. Servicio de Neurología del "Hospital Calixto García" de Ciudad de la Habana y la Consulta de Psicología Clínica y Neuropsicología de la Facultad de Psicología de La Universidad de La Habana.
Variables confusoras.

Se reconocieron todas las adicciones, en particular el tabaquismo, el alcohol y los fármacos. Ante la imposibilidad de certificar las cantidades declaradas por nuestros sujetos consideramos que las personas que referían beber frecuentemente, más de dos veces por semana y más de 350 mililitros de bebidas espirituosas o 1000 de cerveza, aproximadamente 3 cervezas o más, no formaran parte de la muestra. Al igual de los habituales consumidores de psicofármacos.

No hubo limitantes con relación al cigarro ni encontramos el caso de consumidores de drogas alucinantes.

Todos los criterios fueron determinados por un psicólogo con entrenamiento en clínica, psicodiagnóstico y formación en Salud Ocupacional.

Niveles de Evaluación.
Nos proponemos evaluar las alteraciones en el estado funcional y la salud en general a partir de los siguientes niveles de evaluación:

a) Neuroconductual. Incluye la evaluación clínico psicológica, la motor perceptual y la psicofisiológica.
b) Fisiológica. Electrofisiológica. E. E. G. q.

Evaluación Neuroconductual:
1. Entrevista Psicológica.
Fue realizada bajo las premisas desarrolladas en nuestra institución por Almirall y col. 1987.

Hace énfasis en las áreas socio familiar, laboral y el estado de salud. Al terminar la entrevista, el entrevistador clasifica los resultados en una de las siguientes cuatro posibilidades:

- Normal. Trabajador en el que no se refieren conflictos ni alteraciones de salud física o mental.
- Dudoso. El investigador no tiene un juicio terminado sobre la información que logra en la entrevista, requiere de un nuevo encuentro, teme por la fidelidad de la información, es insuficiente la capacidad de información del sujeto, entre otras causas.
- Se aprecian conflictos o referencias sobre alteraciones de salud en el sujeto, sin embargo no puede establecerse un nexo causal entre las manifestaciones y las condiciones en que desarrolla su actividad laboral.
- Pueden reconocerse las manifestaciones negativas de salud infiriendo un nexo causal con las condiciones de trabajo, estas pueden estar acompañadas de referencias que se clasificarían en el tipo 3.

2. Prueba de Retención Visual (A.L. Benton.) Forma C.

Evalua la integridad perceptual, la memoria visual a corto plazo y la coordinación óculo manual. Cuenta con 10 tarjetas estímulos que se presentan 10 segundos para el reconocimiento por parte del sujeto, que debe reproducirlo manualmente en una hoja de papel.

Valores normativos recomendados.

Clasificación*	Criterio
0-3 puntos	Deficiente
4 puntos	Promedio
5 puntos	Promedio-alto
6-7 puntos	Excelente

- Se le otorga un punto por cada respuesta correcta y 0 por cada incorrecta.

3. Cuestionario de Síntomas Subjetivos. Hanninnen y Lindstron. Finlandia. 1978. V/3 Almirall y Hurtado 1983.

Se aplicó según las recomendaciones de los autores originales reconociéndose como representativo de daño por la exposición a neurotóxicos los que alcanzaron 85 puntos o más. Los factores componentes de la prueba fueron considerados en la calificación final: neuroticismo, labilidad, fatiga, alteraciones psicosomáticas. Referencias Almirall y col. 1987.

4.Cuestionario PNF. Schneider y col 1984. V/3 Almirall y col. 1987.
Se aplicó según las recomendaciones de sus autores originales y evalúa las áreas de: trastornos psicosomáticos, astenia, irritabilidad, concentración de la memoria y trastornos neurológicos. Se califica como normal 1, moderado 2 y severo 3.

5. Evaluación Psicofisiológica.
5.1 Frecuencia Crítica de Fusión.
Fue determinada mediante el método descendente, promediando 5 umbrales instantáneos y con las recomendaciones metodológicas consideradas por Kranda y col. 1982. El equipo utilizado fue un Flicker Digital. ITEM 802, T.K.K. Japón.

Se consideraron valores normales de 30-35 Hz. Almirall y col 1992.

5.2. Tiempo de Discriminación.
El indicador utilizado fue la variabilidad discriminativa para luces cromáticas y sonidos según el programa estandarizado que propone sus fabricantes (ITEM 1112. T.K.K. Japón); el cual combina los movimientos de: mano derecha- luz azul; mano izquierda-luz amarilla; luz roja-pie derecho; sonido-no movimiento.

5.3 Prueba de integridad perceptual. TAWAPRO. Instituto Central de Medicina del Trabajo de Berlín. 1979.

Para la realización de esta prueba se fijaron todas las instrucciones de acuerdo a las recomendaciones de los autores: luminancia de las lámparas del taquitoscopio, iluminación del local (350 lux), calidad de las láminas de estímulos.

La aplicación se llevó a cabo en un taquitoscopio de 6 canales de la T.K.K. ITEM 232. Japón.

La ejecución consistió en identificar un grupo de símbolos escritos en la pantalla que se presentan solamente durante 800 milisegundos, pidiéndosele al sujeto que reproduzca los estímulos en la posición presentada taquitoscópicamente en una hoja de respuesta estandarizada.
Esta prueba permite establecer cuatro criterios de calificación:

- Exactitud, rendimiento integral de la observación.
- Criterio de cantidad (número de figuras).
- Criterio del orden (localización de la figura).
- Criterio de la forma (figura como tal).

Estos criterios pueden ser entendidos como indicadores de una estrategia para la percepción individual.

Las normas utilizadas para la evaluación de los resultados fueron las recomendadas por el Instituto Central de Medicina del Trabajo de Berlín 1984. Referidas por Almirall y col. 1987.

ESTANINAS	NORMA
7-9	Sobresaliente
4-6	Normal
3-1	Patológico

6. Evaluación electrofisiológica. EEGq.
Se utilizó para el estudio electroencefalográfico un registrador de fabricación cubana el MEDICID 3E, con las características siguientes:

Amplificadores.
Sensibilidad 1mv p-p/F.S
Número de canales 24.
CMR 90 dB.
Filtro pasa bajo 30/300 Hz.
Filtro pasa alto 0.05/0.5 Hz.
Filtro supresor de bandas 50/60 Hz, conectable mediante programa.
Medición de impedancia automática.
Calibración de pulso cuadrado. 50 Micros V p/p +1 % 10 Hz.
Impedancia de entrada 10 Mohms.
Unidad de Procesamiento 80386SX basado en CPU de 32 bit con 2 Mbyte RAM y cooprocesador.

Monitor de 15 pulgadas. Alta resolución gráfica (800 x 600-16 colores). Disco rígido de 80 Mb.

Se realizó el registro de un grupo de los participantes en la investigación usando un montaje para todas las derivaciones del sistema 10/20 creando mapas topográficos para bandas de frecuencia, comparando las medidas espectrales con los datos normativos para nuestra población en los estadios de ojos abiertos y ojos cerrados durante 8 minutos.

El EEG es registrado digitalmente mediante el programa Track Walker V.2

La clasificación de los EEGq se realizó por un especialista con más de tres años de experiencia en el registro e interpretación del EEGq, clasificando los resultados en las siguientes categorías:

- Normales. No presentaron alteraciones en la neurodinámica cortical o formaciones subcorticales.
- "Border Line." Las variaciones encontradas, no permiten por su magnitud ni frecuencia, inferir una alteración en la neurodinámica cortícal o subcortical.

- Alterados. Patrón de respuesta indicador de un trastorno en la neurodinámica cortical o subcortical.

Estos resultados se emitieron a partir de los criterios siguientes: Trastornos organizativos de la actividad de base.

- Electrogénesis de amplitud disminuida.
- No diferenciación topográfica de la frecuencia.
- Ausencia y/o pobre organización de los ritmos fundamentales del EEG.
- Disminución de la reactividad cortical.
- Asimetría interhemisférica patológica.
- Depresión global mantenida de la electrogénesis cerebral.
- Signos de irritación cortical.
- Signos de sufrimiento cortical y/o subcortical.
- Poder Absoluto y relativo. Total y por bandas de frecuencias. Frecuencia dominante.

Recogida de la información.
Para la evaluación neuroconductual, todos los sujetos fueron evaluados en el Laboratorio de Psicofisiología del Instituto de Medicina del Trabajo, en una jornada de cuatro horas en el horario de 8:00 a 12:00 m, por el mismo equipo de investigadores.

La aplicación del EEGq se realizó en una sesión aparte en el Hospital General "Calixto García", en el mismo horario matutino y por el mismo equipo de trabajo perteneciente al Laboratorio de Neurofisiología de dicha institución.

Modelo matemático.
El análisis de la información obtenida se procesó a través del paquete estadístico "STATISCA" 4.0 de la StatSoft en particular sus subprogramas para la determinación de las medidas de tendencia central, pruebas de significación y asociación y el modelo multivariado de "Análisis Discriminante".(AD).

El paquete propuesto se utilizó sobre Windows 95 y se reconoce como muy profesional y riguroso para el análisis estadístico, muy potente en la manipulación de datos y su representación.

En el caso del AD cuenta con todas las opciones conocidas hasta el momento incluso la llamada mixta, que permite la comparación de variables continuas y discretas, la que fue utilizada en nuestro trabajo.

Como es conocido el AD es una estadística multivariada decisional y con uso en el pronóstico, que permite conocer si Phi poblaciones determinadas en función de criterios preestablecidos son diferentes; en función de las variables que determinan la conformación del modelo explicativo de la realidad en análisis.

Los resultados del AD se expresan en las llamadas ecuaciones discriminantes y siempre se calcularán n-1 ecuaciones que grupos contrastados.

A partir de los aportes a la diferenciación de cada variable se puede clasificar un nuevo sujeto que se evalúe en función de las mismas, determinándose a que grupo de los contrastados tiene mayor posibilidad de pertenecer.

El modelo matemático del AD es una extensión de la regresión múltiple que responde a las siguientes relaciones:

D_i: $d_{i1}Z_1+d_{i2}Z_2+\ldots d_{ip}Z_{p.}$

Donde:

D_i: es el número de la función discriminante

d : peso que aporta cada variable a la diferencia

Z: valores estandarizados de las p variables utilizadas en el análisis.

La interpretación de los resultados consideró la siguiente información brindada por la ecuación discriminante.

a) Valor del vector propio. Para considerar un aporte relevante de la ecuación se reconocerán los valores mayores que 1.

b) Coeficiente Wilkis Lambda. Es una medida inversa del poder discriminativo del modelo formado por las variables en estudio para los grupos selecionados. Toma valores entre 0 y 1, el valor 0 significa el poder absoluto, el valor 1 se interpreta como ausencia de poder discriminativo.

c) Criterio de clasificación por grupo. Se refiere a que % de los grupos en estudio es clasificado correctamente.

d) Lambda de Wilk (parcial).Es el valor asociado a la contribución única que hace la variable al modelo.

e) Nivel p. Índice de la significación estadística del poder discriminativo único de cada variable.

f) Tolerancia. Es una medida de la redundancia relativa de cada variable en el modelo, es decir lo relacionada que está una variable con respecto a las demás. Mientras menor sea la tolerancia mayor será la redundancia.

Análisis de los resultados y discusión.

Para una mejor organización de los resultados nos referiremos a la evaluación de los diferentes grupos que forman parte de nuestra experiencia, según los objetivos propuestos así nos referiremos a las siguientes comparaciones:

Grupo a compara	Estadística	Hipótesis a evaluar
Sujetos expuestos y sanos	Análisis Discriminante	Diferencia entre grupos
a) Plaguicidas	Análisis Discriminante	Poder Discriminativo Bat IMT -PSICOTOX
b) Solventes	Análisis Discriminante	IDEM
c) Plomo	Análisis Discriminante	IDEM
Sujetos expuestos y sanos EEGq	Prueba de significación	Poder discriminativo EEGq
Sujetos no expuestos/sanos y enfermos	Análisis discriminante	Poder discriminativo Bat IMT-Psicotox

Tabla 1. Grupo expuesto. (GE1. Plaguicidas)

GRUPO EXPUESTO				
Var.	N	Media	Varz.	D.E.
Edad	30	30	50.5	7.1
TE.	30	4.1	9.6	3.1
Bent.	30	*	1.5	1.3
H.L.	30	86	136.8	11.6
PNF	30	*	0.2	0.4
TRD	30	26.	28.8	5.3
FCF	30	32.	17.2	4.1
TW	30	*	0.2	0.5

Tabla 1. Grupo expuesto. (GE1. Plaguicidas). (Continuación)

GRUPO EXPUESTO (GE1. Plaguicidas)								
ECP	30	*	4	4	1	4	2	1.41
APP	30	1	1	1	1	2	0.0	0.1
APN	30	*	1	1	1	2	0.1	0.2
Psic	30	*	4	4	1	4	0.9	0.9

Tabla 2. Grupo expuesto. (GE2 Solventes).

GRUPO EXPUESTO (GE2. Solventes								
	N	Media	Medn	Moda	Mini	Máxi.	Vari.	D.E.
Edad	30	384	45.1	*	21	55	42.6	9.6
T. EX	30	108	112	4	1	31	60.9	7.8
Bent	30	24	2	3	1	5	1.4	1.2
H. L	30	83.5	86	87	55	110	167.5	12.9

Tabla 2. Grupo expuesto. (GE2 Solventes). (Continuación)

GRUPO EXPUESTO (GE2. Solventes								
Edad	N	Media	Medn	Moda	Mini	Máxi.	Vari.	D.E.
PNF	29	*	1	1	1	2	0.2	0.4
TRD	29	24.4	23.8	26.1	10.8	63	138.2	11.7
FCF	29	30.3	30.4	*	25.1	34.5	8.1	2.3
TAW	28	*	1	1	1	2	0.2	0.4
ECP	30	*	4	4	1	4	2	1.4
APP	30	*	1	1	1	1	0.2	0.5
APN	30	1.2	1	1	1	2	0.2	0.4
Psic.	30	*	4	4	1	4	1.1	1.1

Tabla 3. Grupo expuesto (G E3 .Plomo)

GRUPO EXPUESTO (GE3. Plomo.								
Var.	N	Media	Medn	Moda	Mini	Máxi.	Varza	D.E.
Edad	30	34.5	29	28	26	48	78.3	8.14
TE.	30	5.2	4.8	3	1	20	10.6	2.9
Bent.	30	*	2	2	1	1	4.3	2.5
H.L.	30	81.6	77.4	80	41	106	116.7	9.2
PNF	30	*	2	2	1	2	02	0.4
TRD	30	24.8	27.6	*	15.4	40.2	26	4.3
FCF	30	30.3	31.3	*	20.8	37.5	15	4.1
TAW	30	*	2	2	1	2	0.2	0.5
ECP	30	*	3	4	1	4	2	1.5
APP	30	*	1	1	1	2	0.1	0.1
APN	30	*	1	1	1	2	0.1	0.2
Psic.	30	*	3	2	1	4	0.5	0.5

Tabla 4. Grupo control (GC1. Sanos no expuestos, hombres).

GRUPO CONTROL. (GC1. Sanos no expuestos, hombres)								
	N	Media	Medn	Moda	Mini	Máxi.	Varza	D.E.
Edad	30	33.7	31.5	*	18	50	84.9	9.22
TE.	*	*	*	*	*	*	*	*
Bent.	30	*	4	4	1	5	1.1	1.04
H.L.	30	65.4	63	*	41	104	125.8	11.2
PNF	30	*	1	1	2	2	0.2	0.34
TRD	30	18.6	17.2	12.7	6.6	34.24	49.4	7.03
FCF	29	33.2	33.4	*	27.8	39.2	7.5	2.7
TAW	30	*	1	1	1	2	0.03	0.2
ECP	30	*	1	1	1	3	0.2	0.5
APP	30	*	1	1	1	1	*	*
APN	30	*	1	1	1	1	*	*
Psic.	30	*	1	1	1	3	0.2	0.5

Tabla 5.Grupo control GC1.1 (No expuestos sanos, mujeres).

GRUPO CONTROL. (GC1.1 No expuestos sanos, mujeres)								
	N	Media	Medn	Moda	Mini	Máxi.	Varza	D.E.
Edad	20	34	35.2	*	24	46	75.1	8.2
TE.	*	*	*	*	*	*	*	*
Bent.	20	*	1	1	2	5	100.2	0.36
H.L.	20	72.4	71.1	*	41	110	150.8	12.2
PNF	20	*	1	1	1	2	0.9	7.56

Tabla 5.Grupo control GC1.1 (No expuestos sanos, mujeres) Continuación

GRUPO CONTROL. (GC1.1 No expuestos sanos, mujeres)								
	N	Media	Medn	Moda	Mini	Máxi.	Varza	D.E.
TRD	20	20.4	21.1	19	16.4	25.6	50.2	9.9
FCF	20	32	31.5	31.5	29	40.5	10.5	2.7
TAW	20	*	1	1	1	2	0.2	0.5
ECP	20	*	1	1	1	4	*	1.4
APP	20	*	1	1	1	2	*	*
APN	20	*	1	1	1	2	*	*
Psic.	20	*	1	1	1	3	0.2	0.5

Tabla 6. Grupo control GC2. (No expuestos con alteraciones de salud, hombres).

GRUPO CONTROL. (GC2 No expuestos con alteraciones de salud, hombre)								
	N	Media	Medn	Moda	Mini	Máxi.	Varza	D.E.
Edad	10	37.5	35.2	35	28	45	75.2	13.2
TE.	10	*	*	*	*	*	*	*
Bent.	10	*	1	1	1	3	0.2	0.5
H.L.	10	98	94	*	62	120	104	17.3
PNF	10	*	2	2	2	2	0	0
TRD	10	26.7	27.9	29	27	41	29.3	9.2
FCF	10	30.2	30.1	30	24	35	7.6	3.1
TAW	10	*	2	2	1	2	0.02	0.2
APP	10	*	2	2	2	2	0.0	0.0
APN	10	*	2	2	2	2	0.0	0.0
Psic.	10	*	3	3	2	4	0.2	0.5

Tabla 7. Grupo control GC 2.1. (No expuestos, con alteraciones de salud, mujeres).

GRUPO CONTROL. (GC2.1 No expuestos, con alteraciones de salud, mujeres)								
	N	Media	Medn	Moda	Mini	Máxi.	Varza	D.E.
Edad	9	30	27	28	26	47	52.1	5.3
TE.	*	*	*	*	*	*	*	*
Bent.	9	*	3	2	1	4	0.7	1.9
H.L.	9	93	92.5	89	41	120	184	15.7
PNF	9	*	2	2	2	2	0.0	0.0
TRD	9	27.1	24.6	25	23.2	37.5	53.8	9.2
FCF	9	31.2	29.9	28.6	25.7	34.2	6.6	3.9
ECP	9	*	2	2	2	2	0.0	0.0
TAW	9	*	3	3	1	4	0.2	0.2
APP	9	2	2	2	0	0	0.0	0.0
APN	9	2	2	2	0	0	0.0	0.0
Psic.	9	*	3	3	1	4	0.2	0.5

Tabla 8. Análisis discriminante aplicado a los grupos de trabajadores expuestos y sanos no expuestos (hombres)

Phi1; Grupo expuestos: 90 sujetos, GE1, GE2, GE3.
Phi2; Grupo control: 30 sujetos, GC1. Hombres sanos.
Cantidad de ecuaciones calculadas: 3. Valor del vector propio del la ecuación No 1: 4,3658.
Lambda de Wilk: 0.26242 ; p < 0.00001.

	Lambda de Wilk	Lambda parcial	Nivel-p	Tolerancia
Benton	0.2894	0.8739	0.1857	0.7687
Hanninnen	0.2982	0.7234	0.0222	0.3823a

	Lambda de Wilk	Lambda parcial	Nivel-p	Tolerancia
PNF	0.2851	0.6438	0.0394	0.4512
TRD	0.2936	0.9588	0.8736	0.7935
FCF	0.3529	0.9541	0.8856	0.7955
TAWAPRO	0.2859	0.7781	0.0499	0.5755
ECP	0.2636	0.9912	0.6140	0.6530
PSICOTOX	0.2214	0.5173	0.0053	0.3614

La ecuación representada nos habla de la diferencia entre los expuestos y el control, se considera que un Lambda menor de 0.5, refleja distribuciones significativamente diferentes .Mc Graww-Hill 1975.

Sin embargo los Lambas parciales, no permiten señalar aportes particulares de ninguna variable, pues son muy superiores al valor límite propuesto para su significación estadística a un nivel de WL: 0.50; p<0.05.

Este resultado permite inferir la homogeneidad del procedimiento de evaluación, es decir cada variable por si misma aporta poca información para el diagnóstico individual. Es el Programa Psicotox, el que brinda una tendencia considerable con relación a su poder discriminativo individual, algo esperado, pues el resultado no es más que la interrelación lógica de las variables que conforman el algoritmo utilizado.

Se confirma la necesidad expresada por numerosos autores sobre la necesidad de utilizar "baterías" de pruebas que evalúen manifestaciones de la actividad nerviosa superior en conjunto y no funciones únicas y aisladas, para la evaluación neuroconductual de los trabajadores expuestos a sustancias neurotóxicas. Hanninnen 1991; Johnson 1990; Almirall 1987. Anger y Cassito 1993.

Tabla 9. Criterios de clasificación del modelo de Análisis Discriminante aplicado a la totalidad de los expuestos (90) y el grupo de control GC1 (30).

GRUPOS	Clasificación real del modelo. Control.	Expuestos
Control	20	10
Expuestos	20	70

Efectividad de la Clasificación: 75%
Aunque no existen criterios estadísticos establecidos para determinar cuando la aplicación de un modelo discriminante permite una clasificación exitosa en sus posibilidades para el pronóstico, estimamos que la probabilidad de aciertos que nos presenta la ecuación calculada nos habla a favor de la aplicabilidad del programa Psicotox para el diagnóstico y pronóstico de los efectos negativos a la salud de los trabajadores expuestos.

No se refieren experiencias en la literatura a nuestro alcance, sobre la utilización de modelos decisionales y valor pronóstico en Neurotoxicología.

Como un análisis complementario de nuestra información exponemos en las tablas 10, 11 y 12, las comparaciones entre los grupo de expuestos: plaguicidas, solventes y plomo con el GC1 calculadas por separado.

Tabla 10. Plaguicidas "versus" Control (GC1).
Número de variables en el modelo : 8.
Valor del vector propio: 2.5649.
Lambda de Wilk: 0.2539; p <0.0001.

	Lambda de Wilk	Lambda parcial	Nivel-p	Tolerancia
Benton	0.2669	0.9516	0.1514	0.8125
H.L.	0.2798	0.9076	0.0449	0.9192
PNF	0.2736	0.9282	0.0787	0.8108
TRD	0.2554	0.9943	0.6285	0.8826
FCF	0.2540	0.9998	0.9294	0.8799

Variables	Lambda de Wilk	Lambda parcial	Nivel-p	Tolerancia
TAWA PRO	0.2541	0.9992	0.8593	0.7906
ECP	0.2708	0.9379	0.1028	0.2412
PSICOTOX	0.3404	0.5459	0.0004	0.2297

Tabla 11. Solvente "versus" Control (GC1).
Número de variables en el modelo: 8.
Valor del Vector propio: 4.7631.
Lambda de Wilk 0.2624; $p < 0.00001$.

	Lambda de Wilk	Lambda parcial	Nivel-p	Tolerancia
Benton	0.3072	0.8547	0.1112	0.6324
H.L.	0.3180	0.8213	0.0054	0.4158
PNF	0.3051	0.8524	0.0135	0.4871
TRD	0.2678	0.9912	0.8306	0.7896
FCF	0.2631	0.9906	0.7895	0.8114
TAWAPRO	0.2647	0.9854	0.4512	0.7325
ECP	0.2654	0.9947	0.6458	0.5178
PSICOTOX	0.3125	0.6378	0.007	0.3899

Tabla 12. Plomo "versus" control (GC1).
Número de variables en el modelo: 8.
Valor del vector propio: 1.3681.
Lambda de Wilk: 0.4217 $p < 0.0511$.

	Lambda de Wilk	Lambda parcial	Nivel-p	Tolerancia
Benton	0.3072	0.8546	0.0113	0.6314
H.L.	0.3118	0.8224	0.0051	0.4112
PNF	0.3069	0.8513	0.0123	0.4804
TRD	0.2614	0.9934	0.8364	0.7891
FCF	0.2678	0.9812	0.7814	0.8123

	Lambda de Wilk	Lambda parcial	Nivel-p	Tolerancia
TAWAPRO	0.2654	0.9871	0.4523	0.7324
ECP	0.2614	0.9924	0.6458	0.5114
PSICOTOX	0.3124	0.8315	0.0074	0.3812

Como puede observarse, los resultados del análisis por sustancias permiten emitir algunos criterios sobre la sensibilidad particular de los indicadores. Se mantiene el Psicotox como una de las variables que más aporta a la diferencia para las tres sustancias evaluadas.

Insistiendo en esta dirección del análisis realizaremos la comparación de cada variable entre el GE y el GC1 a partir de tablas de doble entrada.

Tabla 13. Comparación de los indicadores aislados Grupo Experimental "versus" control.

	Chi Cuadrada	G.L.	Probabilidad
Benton	15.8725	4	0.0032
H.L.	7.6073	1	0.00018
PNF	7.6073	1	0.0058
TRD	12.7874	1	0.00035
FCF	0.3134	1	0.5755
TAWAPRO	20.3114	1	0.00001
ECP	23.7334	3	0.00003
PSICOTOX	43.2631	3	0.000001

Los resultados en cuanto a las diferencias entre los expuestos y el control de los indicadores aislados, refuerzan los resultados del modelo multivariado.

Algunos de los indicadores propuestos han sido frecuentemente utilizados con éxito en la experiencia internacional como el Benton y los cuestionarios de Hanninnen y Lindstrom o similares; como el elaborado por Amador 1993 en Nicaragua. Escalona y col.1995; Anger .1993; Laursen 1991; Esquivel. 1992.

La evaluación psicométrica brindó una información fundamental en el análisis de las referencias del estado funcional y las alteraciones de salud del grupo expuesto en comparación con el control. Se constató una disminución de la actividad integrativa y de relación en los sujetos expuestos; dada esencialmente por las alteraciones de memoria y la frecuencia de manifestaciones verbales de alteraciones de salud.

En el caso de los indicadores motor perceptual, los resultados apuntan a una significativa diferencia entre los expuestos y control. Sin embargo debemos considerar la pobre especificidad de la Frecuencia Crítica de Fusión como indicador aislado.

Es conocido que el nivel de activación cortical evaluado por esta técnica puede valorarse como expresión de una disfunción de la "unidad general que regula el tono y la vigilia" relacionada con numerosos estados de discordancia dinámica producidos por muchas otras fuentes de efectos negativos. Luria 1974.

En otras palabras la FCF puede reflejar efectos relacionados con diversas condiciones de trabajo, donde los neurotóxicos pueden ser considerados como responsables de un estado de baja capacidad funcional.

Los procesos relacionados con la "segunda unidad funcional del cerebro" y expresados a partir de la capacidad para codificar, procesar y almacenar información, evidenciaron una diferencia significativa entre los grupos motivo de estudio. El paradigma de experimentación taquitoscópica, TAWAPRO discriminó en sus cuatro posibilidades y por supuesto en su diagnóstico total, entre los expuestos y el control. Resultados similares habían sido referidos en la literatura específica sobre la evaluación de funciones cognitivas por autores como Stemberg y Neisser citados por Mayor 1995; Artácoz 1986.

Como contribución al criterio de validez y sensibilidad diagnóstica del PSICOTOX comparamos los resultados de los grupos expuestos y todos los controles no expuestos, sanos y con las alteraciones de salud.

Tabla 14. Se presentan los resultados obtenidos en la evaluación total del PSICOTOX, con relación a los grupos evaluados.

	Normal	Dudoso	Etiología no profes.	Etiología profes.
Expuestos	18	26	6	40
Control Sanos	34	9	5	2
Control con Alteración de Salud	4	1	12	2

Chi cuadrado: 83.6 G.L. 6; p< 0

Como puede observarse en la tabla la distribución de los resultados en la evaluación del programa es coherente con el modelo de investigación propuesto, el 90.1 % de los clasificados en el grupo 4 del PSICOTOX pertenecen a los expuestos a sustancias neurotóxicas.

De igual manera el 60.9 % de los normales se ubican en el grupo de los no expuestos sanos.

Una mención obligada resulta la significativa frecuencia de "dudosos" en el grupo de los expuestos. Resultados similares se obtuvieron con una muestra mucho mayor (1142 trabajadores) en el IMT donde casi un tercio, el 30 % fueron clasificados por nuestro programa en la misma categoría. Esquivel 1992.

Las interrogantes planteadas en aquella oportunidad sobre la frecuencia de la calificación de dudosos se mantienen en la siguiente investigación.

Dos hipótesis fueron enunciadas en aquella oportunidad para su explicación. La primera se relaciona con insuficiencias en el algoritmo propuesto, y la segunda se refiere a la posibilidad de que los dudosos caractericen a una población "camino del daño."

Se requiere de un estudio que permita argumentos contundentes de atribuciones causales más confiables que los que permite un estudio transversal, es decir necesitamos estudios longitudinales que demuestren o no, si los trabajadores expuestos evolucionan de manera desfavorable hacia el patrón de salud típico de las intoxicaciones profesionales, o no, relacionando estos modelos de evaluación con la exposición ambiental en el puesto de trabajo.

Los grupos evaluados con relación a la exposición y el estado de salud presentaron una distribución lógica, ya que los expuestos clasificaron el 40% de sus integrantes en las categorías 3 y 4 de las categorías diagnósticas del PSICOTOX, cifra mayor que en los sanos en que solo el 14 % obtuvieron diagnósticos similares y mucho menos que los no expuestos con alteraciones de salud, tributarios del 78% de clasificados en la categoría de alteraciones de etiología no profesional y profesional.

Tabla 15 .Relación entre la evaluación de los EEGq y los resultados del PSICOTOX para todos los grupos motivo de estudio. Por diversas razones el EEGq se registró solo en una en una submuestra de los grupos motivo de estudio.

GRUPOS	Total de EEGq	Sin alteración	Borde line	Con alteración
PLAGUICIDA	21	8	4	9
SOLVENTES	18	7	3	8
PLOMO	19	9	1	9
NO EXPUESTCS SANOS	29	20	3	6
NO EXPUESTOS NO SANOS	16	2	5	9

Chi cuadrado: 16.5 $p<0.03$

Al evaluar el criterio de disfunción extremo representado en la tabla como "con alteración" vemos que el grupo de los no expuestos con alteraciones de salud representó el porcentaje de mayor magnitud en los evaluados al alcanzar el 56.2% de sujetos en la categoría 3 de la evaluación del EEGq.

En el caso de los expuestos todos los grupos presentaron un porciento de calificaciones extremas (alterados) entre el 42 y el 49 %. (Plaguicidas 42%, solventes 44% y plomo 49%).

Como esperábamos en el grupo de sanos no expuestos la calificación de 1 o normal primó con el 88.9%.

Tabla 16. Relación entre los dictámenes del EEGq y los resultados del PSICOTOX para todos los grupos evaluados.
PSICOTOX.

EEGq.	1-2	3-4
NORMAL	38	8
BORDE LINE	7	9
ALTERADOS	10	31

Chi cuadrada: 30.23, G.L. 4; p< 0

Se destaca que de los 44 diagnósticos normales el 83.3 % alcanzó un dictamen entre 1 y 2 en el programa PSICOTOX; relación que se repite en la categoría de alterados, ya que de estos, el 70.6 % obtuvo un diagnóstico de 3 ó 4.

Desde la década de los ochenta el EEGq fue recomendado por la Organización Mundial de la Salud como un indicador sensible y útil para el diagnóstico de los efectos tempranos en trabajadores expuestos a solventes orgánicos, no así, para la vigilancia epidemiológica por su alto costo.

Autores como Sanitas 1983; Fink 1985; Orbaeck 1987; Fox 1982 Mayor. 1995. Almirall Mayor 1993 han demostrado la capacidad para el diagnóstico de los estadíos llamados subclínicos, también en solventes orgánicos. Incluso en el caso de Jonkman y col .1992, se señalan las relaciones entre los resultados del EEGq y el tiempo de exposición al tóxico. Según este autor los resultados en la evaluación neurométrica permitieron reconocer, en el grupo motivo de estudio, aquellos trabajadores con una larga exposición a solventes orgánicos, de aquellos con poco tiempo de trabajo en condiciones de exposición a estas sustancias.

En nuestro estudio los resultados deben ser interpretados en función de las grandes interrogantes que aún presenta la electroencefalografía cuantitativa y que se refleja en la inespecificidad de sus hallazgos, lo que conlleva a una pobre tipificación. En particular cuando se trata de alteraciones subclínicas relacionadas con la neurodinámica cortical y que no representan patologías neurológicas reconocidas.

A pesar de que la cantidad de sujetos evaluados en esta investigación rebasa los reportados en la mayoría de los estudios que se pueden encontrar en la literatura especializada, se requiere el uso de índices más precisos para consolidar los hallazgos actuales. Las alteraciones encontradas pueden estar reflejando la sensibilidad de este indicador ante otras influencias externas.

Con relación a la edad, el sexo y el tiempo de exposición, estas variables fueron contrastadas a través del uso de pruebas de significación Chi cuadrado, a partir de las siguientes comparaciones con los valores del Psicotox y el EEGq.

Tabla 17. Relación entre los valores del PSICOTOX, el EEGq y algunas características de la individualidad (sexo, edad y tiempo de exposición).

EEGq.	**3-4**	**1-2**	**3-4**
PSICOTOX EDAD	2.36	4	0.56
PSICOTOX SEXO	0.3681	1	0.921
PSICOTOX TIEMPO DE EXPOSICIÓN	7.96	3	0.001
EGq / EDAD	1.200	3	0.741
EEGq TIEMPO DE EXPOSICIÓN	8.3658	3	0.009
EEGq/SEXO	0.9541	1	0.543

Los resultados nos muestran la incidencia del tiempo de exposición con relación a la evaluación neuroconductual IMT, reflejada en su algoritmo diagnóstico (programa PSICOTOX), aspecto reconocido en la literatura por numerosos autores. Hanninnen 1979,1991; Soveikova y Bronis 1991, Laursen 1990; Rodríguez 1995; Irengen y Gamberale 1990; Campagna y col. 1995; Hirata y col 1995; Esquivel 1992.

La edad no resultó una variable con asociación significativa con relación al PSICOTOX, a nuestro juicio, esto está determinado por lo homogéneo del grupo experimental o expuesto. Se esperaba que a mayor edad, mayor tiempo de exposición sin embargo al verse controlado la variable edad, y ser notablemente bajo su rango de variación, se puede considerar que el tiempo de exposición fue muy variable en relación a los grupos de expuestos lo que determinó su asociación con los resultados del PSICOTOX, es decir, a pesar de la homogeneidad con relación a la edad los de mayor historia de exposición representaron con significativa frecuencia los valores 3 y 4 del programa.

Con relación al sexo el tamaño de la muestra en el grupo de no expuestos sanos y con alteraciones de salud no permite hacer una inferencia generalizable sobre los resultados.

Los trastornos en los ritmos cerebrales evaluados mediante el EEGq solo parecen asociarse con el tiempo de exposición, aspecto ya referido por Jonkman y col. 1992; Seppalainen. 1991 Westing 1988.

Conclusiones y recomendaciones.
A través del estudio realizado y a partir de las posibilidades del diseño propuesto se pudo comprobar que los trabajadores expuestos a sustancias neurotóxicas habitualmente presentaron un número significativo de efectos negativos relacionados con su estado funcional, las referencias de salud y en particular sus capacidades cognitivas: integridad perceptual, memoria, reactividad psicomotora y velocidad de procesamiento de la información, evaluados mediante la Batería IMT y el programa PSICOTOX.

Los resultados permiten recomendar la citada batería y el programa PSICOTOX, a partir de las siguientes consideraciones:

a) La flexibilidad de la batería, ya que no se trata de pruebas únicas y predefinidas, si no que recomienda la evaluación de funciones y un grupo de instrumentos que han mostrado su eficacia para la correspondiente evaluación de estas funciones.
b) Lo económico de su aplicación, ya que no requiere de equipos muy costosos y su tiempo de aplicación es de aproximadamente 50 minutos.
c) La validez demostrada en el presente trabajo.
e) Su relativa independencia con el nivel educacional del evaluado.
f) Las posibilidades que brinda el programa PSICOTOX con relación al Hardware son muy amplias, ya que puede ser presentado por computadoras personales con muy pocos requisitos técnicos (4 memorias RAM, disco duro de 20 MB y pantalla CGA).
g) Las propias cualidades del programa que permiten organizar con un método lógico-deductivo el diagnóstico clínico y con posibilidades en el estudio de grupos, en trabajadores expuestos a sustancias neurotóxicas.

Con relación a la evaluación electrofisiológica, el EEGq parece una técnica de utilidad en el diagnóstico temprano de alteraciones en el modelo nervioso relacionado con los efectos de los neurotóxicos. De validarse con otras investigaciones este supuesto, las perspectivas del EEGq como instrumento de pesquisaje son muy prometedoras.

Si se cuenta con la tecnología adecuada- aunque esta es costosa inicialmente- una evaluación puede ser realizada en un promedio de 10 minutos, por un técnico entrenado y con breve tiempo para el dictamen de sus resultados por el especialista competente.

Las recomendaciones que nos permite la presente investigación deben estar dirigidas en dos sentidos: como aporte a la elaboración de nuevos modelos de investigación, que puedan dar respuestas a varias interrogantes que persisten sobre el tema y de promoción sobre las posibilidades y ventajas que representaría el uso de los procedimientos aquí expuestos por parte de nuestros profesionales y técnicos de la especialidad de Salud y Trabajo.

Sobre el primer tópico se destacan las siguientes necesidades:

a) Se requiere de mayor precisión en el resultado del programa PSICOTOX, aún se presentan con mucha frecuencia los evaluados con la categoría 2 o dudosos, es necesario estudios de seguimiento para ver si esos evaluados evolucionan o no hacia un diagnóstico de franca etiología profesional. En otras palabras se debe considerar el valor de la categoría 2 como pronóstico de efectos negativos.
b) Es necesario contar con indicadores (y sus relaciones) que permitan precisar de forma sencilla y válida el verdadero nivel de exposición a sustancias neurotóxicas de un trabajador.
c) Nuevos diseños deben ser más categóricos en los resultados que se obtengan sobre la relación entre el sexo y los efectos negativos producidos por la exposición a neurotóxicos.
d) En el caso del EEGq deben diseñarse nuevas investigaciones que den respuesta a la necesidad de tipificar las alteraciones representativas de un "daño temprano" por exposición a neurotóxicos.

En relación al segundo aspecto debemos reconocer que:

a) Se necesita una mayor divulgación de los resultados obtenidos por la investigación en Neurotoxicología para que estos puedan ser introducidos en los niveles correspondientes del Sistema Nacional de Salud.

b) Desarrollar una red de laboratorios especializados en el diagnóstico de las afectaciones de salud que pueden producir las sustancias neurotóxicas en el ambiente laboral.

c) Ampliar la capacitación mediante cursos, conferencias, textos y publicaciones sobre el tema a los profesionales y técnicos de la Salud Pública de nuestro país y de otros países de América Latina.

8.6 El PNF como técnica para la evaluación subjetiva en Neurotoxicología. Un estudio sobre su validez en relación a las alteraciones neurológicas, neurofisiológicas y cognitivas.

El Cuestionario Psicológico - Neurológico (PNF) fue elaborado en el Instituto Central de Medicina del Trabajo de Berlín, en 1975 por Schneider y colaboradores, específicamente para registrar los efectos neurotóxicos de sustancias nocivas que se manifiestan a través de síntomas y estados displacenteros. Incluye las siguientes esferas de investigación: inestabilidad psiconeurovegetativa (PN), síntomas neurológicos (N), astenia (A), irritabilidad (I), y déficit de concentración y memoria (K). Posee 38 ítems cuyas respuestas fluctúan desde "nunca" (1), "rara veces" (2), hasta "muy a menudo" (3). (Ver anexo en el capítulo de instrumentos.).

ESCALA	ITEMS
Síntomas neurológicos (N)	1, 8, 11,18, 21, 28, 31, 38
Inestabilidad Psiconeurovegetativa (PN)	2, 4, 6, 12, 14, 16, 22, 24, 26, 30, 32, 34, 36
Astenia (A)	3, 9, 13, 19, 23, 29, 33
Irritabilidad (E)	5,15, 25, 35
Déficit de concentración y memoria	7, 10, 17, 20, 27, 37

La respuesta "nunca" recibe la puntuación de 0, "raras veces" 1, y "muy a menudo" 2. Para la calificación se procede mediante la suma de los puntos obtenidos en los ítems de cada escala tomada por separado.

El PNF ha sido utilizado frecuentemente en nuestra institución como indicador de la autoevaluación del estado de salud y presencia de alteraciones asociadas a la exposición habitual a sustancias neurotóxicas.

La presente investigación pretende evaluar la validez general del PNF para el pesquisaje de las alteraciones de salud reflejadas por una evaluación neurofisiológica, de las capacidades cognitivas y neurológica. Las cuales serán tomadas en nuestro modelo para el estudio de la validez contrastaste del PNF, como criterios externos.

Material y métodos.
Fueron evaluados 714 trabajadores de un proceso industrial con una edad de 46.3 X, todos hombres y que desarrollaban diferentes puestos de trabajo de la industria petroquímica.

A cada uno se le aplicó el cuestionario PNF de forma anónima y en grupos de 8 sujetos. La aplicación de la prueba se realizó bajo la vigilancia de un psicólogo entrenado en las particularidades de la prueba bajo condiciones óptimas en las condiciones ambientales reinantes.

En concordancia con los objetivos de la prueba se realizaron los siguientes exámenes por un grupo de investigadores entrenados, especialistas en neurología, neurofisiología y la evaluación cognitiva.

Las condiciones ambientales en que se realizaron las evaluaciones fueron las óptimas en cuanto a ruido, temperatura, espacio e iluminación. Para la evaluación de los distintos tipos de exámenes se utilizó la siguiente tecnología e instrumentos.

ÁREA EVALUADA	TECNOLOGÍA INSTRUMENTO
Neurología	Carta de Snell Instrumental clásico para la evaluación neurológica
Neurofisiología	Neurónica 3
Neurocognitiva	Batería Computarizada para el diagnóstico automatizado DIANA

Tabla 1. Examenes realizados a 4 trabajadores.

Los exámenes realizados a cada trabajador evaluado se muestran en la Tabla 1.

ÁREA	EVALUACIÓN	
Examen Neurológico*	Vigilia, Orientación, Lenguaje, Funciones Adaptativas y Capacidad Intelectual General (Mini Mental State Examination).	15 min.
Evaluación Cognitiva	- Atención (selección, mantenimiento y distribución): - Tarea de Ejecución Continua (CPT) - Comparación de Dígitos y Símbolos. - Percepción (codificación y categorización visual) - Identificación de Patrones Visuales - Interferencia Perceptual (Stroop Test) - Memoria (amplitud, memoria de evocación y reconocimiento). - Amplitud de Memoria (Digit Span) - Aprendizaje de Palabras. - Coordinación Visomotriz. - Tiempo de Reacción Discriminativo - Seguimiento Visomanual.	45 min.
Examen Neurológico	-Funciones Sensoriales (Sistemas Sensoriales, Sensibilidad general y Reflejos) -Funciones Motoras, Fuerza, Coordinación, Postura, Equilibrio y Marcha -Nervios Craneales	15 min.

ÁREA	EVALUACIÓN	
Conducción Nerviosa Periférica	- Conducción de los nervios sensitivos de ambos miembros en las extremidades superiores e inferiores (mediano y crural) - Conducción de los nervios motores de ambos miembros en las extremidades superiores e inferiores (mediano y peroneo)	
Función Vegetativa Relación y Estado Emocional	PNF	
Examen Neurológico	- Sueño, Estado Emocional y Personalidad	

El examen Neurológico se realizó por áreas con propósitos solamente descriptivos y consiste en:

- Una exploración física,
- Una evaluación semicuantitativa o instrumental de algunas funciones (visión de colores, agudeza visual, audición) la administración de escalas de rendimiento intelectual global.

Los indicadores y el procedimiento de registro están estandarizados y los resultados fueron codificados en un modelo de reporte que describe los signos, la topografía y las conclusiones. De hecho, constituye un examen único su evaluación final responde a los dictámenes de normal (0) ó patológico (1).

La ejecución de los exámenes fue aleatorizada para impedir el efecto de orden como un elemento que pudiera afectar el rendimiento de un área o prueba.

El análisis de la información obtenida se procesó a través del paquete estadístico "STATISCA" 4.0 de la StatSoft en particular sus subprogramas para el análisis de asociación.

Análisis de los resultados y discusión.
Los resultados por áreas y final de la evaluación del PNF se muestran en la Tabla 2.

Tabla 2. Calificación general del PNF.

AREA EVALUADA	N = 714	%
Normales	423	59.6
Moderados	68	9.2
Severos	223	31.2

Como puede observarse en la tabla de referencia más del 40 % de los evaluados presentan calificaciones entre moderados y severos lo que nos habla de posibles afectaciones en la esfera psicológica y neurovegetativa.

Frecuencia similar encontró el autor al evaluar 90 trabajadores expuestos a plomo, solventes orgánicos y plaguicidas con el PNF. Almirall y col 1997.

Con relación al aporte de cada escala en particular la Tabla 3 nos muestra el comportamiento de las escalas que componen la prueba.

Tabla 3. Distribución de las calificaciones en la escala de alteraciones neurovegetativas. (PN)

CLASIFICACIÓN	FRECUENCIA	PORCIENTO
Normales	423	59.6
Moderados	68	9.2
Severos	223	31.2
Total	**714**	**100**

Tabla 4. Distribución de las calificaciones en la escala de alteraciones neurológicas. (N).

CLASIFICACIÓN	FRECUENCIA	PORCIENTO
Normales	531	74.2
Moderados	119	16.6
Severos	64	9.2
Total	**714**	**100**

Tabla 5. Distribución de las calificaciones en la escala de Astenia (A).

CLASIFICACIÓN	FRECUENCIA	PORCIENTO
Normales	562	78.6
Moderados	114	15.3
Severos	38	5.3
Total	**714**	**100**

Tabla 6. Distribución de las calificaciones en la escala de Irritabilidad (E).

CLASIFICACIÓN	FRECUENCIA	PORCIENTO
Normales	576	80.7
Moderados	78	10.9
Severos	60	8.4
Total	**714**	**100**

Tabla 7. Distribución de las calificaciones en la escala de Concentración y Memoria (K).

CLASIFICACIÓN	FRECUENCIA	PORCIENTO
Normales	364	51.7
Moderados	216	30.2
Severos	134	18.1
Total	**714**	**100**

TABLA 8 Asociación entre los resultados del PNF y los exámenes Neurológico, Neurofisiológico y la Evaluación Cognitiva.

PNF	EXAMEN	Chi cuadrado	Proba.	Coef. C.
	Neurológico	197.24	0.0001 gl 3	.75
	Neurofisiológico	148.93	0.01 gl 3	.71
	Cognitivo	126.28	0 gl 9	.83

PNF
0 = Normal 1= Ligero 2 = Moderado 3 = Severo.

EXAMEN NEUROLÓGICO.
0 = Normal. 1 = Patológico.
EVALUACIÓN NEUROFISIOLÓGICA.
0 = Normal 1 = Patológico.
EVALUACIÓN COGNITIVA.
0 = Normal 1 = Ligero 2 = Moderado 3 = Severo.

Conclusiones.
Las calificaciones del instrumento PNF están asociadas a las alteraciones de salud que en la esfera neurológica, neurofisiológica y la capacidad reactivofuncional evaluadas con los procedimientos e instrumentos utilizados en nuestra experiencia.

Este resultado tiene una gran significación práctica pues la Neurotoxicología requiere frecuentemente estudiar grandes grupos de trabajadores con el consecuente costo en el proceso de investigación y la ventaja que representaría el uso de instrumentos para el pesquisaje masivo que señalaría los posibles sujetos a evaluar con métodos clínicos que requieren más tiempo de aplicación y otros recursos más costosos.

8.7 Software PSICOTOX

Introducción

¿Qué es el "Psicotox"?

Usos y aplicaciones

¿Cómo trabajar con el "Psicotox"?

Un estudio de aplicabilidad

Introducción.

El efecto negativo de la salud, que se produce por una exposición habitual a las sustancias químicas en el ambiente laboral; es desde hace más de 30 años una de las principales fuentes de preocupación para los relacionados con las ciencias del trabajo.

Desde los estudios ya "clásicos" del Instituto para la Salud Ocupacional de Finlandia y en particular de Helena Hänninen y colaboradores, hasta la fecha, se han podido constatar numerosas evidencias que relacionan un grupo de sustancias químicas, en particular los solventes orgánicos, algunos metales pesados y los plaguicidas como responsables de las alteraciones más o menos manifiestas que sufren los trabajadores que se desempeñan en profesiones donde los riesgos de exposición a estas sustancias son frecuentes, Hänninen y Lindströn (1979).

Los métodos de evaluación psicológica representan, según numerosos autores, una de las herramientas más útiles para la evaluación de los efectos psicotóxicos, muy en particular el diagnóstico temprano (Almirall 1987, 1990).

No obstante la proliferación de baterías y pruebas, la toma de decisión sobre el posible deterioro de la salud de un trabajador expuesto a neurotóxicos y los resultados en la ejecución de estos instrumentos no han tenido un tratamiento homogéneo.

Decidir sobre la presencia o no de un deterioro neurofisiológico y emocional, en relación con la magnitud y tipo de exposición y sustancias, así como el diagnóstico diferencial con otras patologías es aún un campo no agotado en el conocimiento de la Medicina del Trabajo.

En este sentido el PSICOTOX, presenta numerosas ventajas prácticas para la evaluación individual y la caracterización de un grupo.

¿Qué es el PSICOTOX?
Es un programa computacional que contribuye al psicodiagnóstico en particular a la toma de decisiones sobre la posible clasificación de disfunciones y alteraciones a la salud que presenta uno o un grupo de trabajadores de comprobada exposición habitual a sustancias neurotóxicas, o sea, su aplicación sólo es válida si el interesado tiene un criterio higiénico, científicamente fundamentado sobre las características, nivel y tiempo de exposición de un sujeto en particular o de un grupo de expuestos.

Teóricamente se afirma en un algoritmo de clasificación enunciado por Almirall y col. (1987) donde son agrupados los resultados de 9 indicadores de evaluación divididos de la siguiente manera:

	CÓDIGO	CLASIF.
Psicométrico Prueba de Benton	(1)*	0-3 Def.
	(2)	4 - subnormal
	(3)	5 - prom. bajo
	(4)	6 - promedio
	(5)	7 - prom. alto
Cuestionario de Síntomas Subjetivos. Hänninen y Linoströn (1979) Versión II. Almirall y Hurtado (1983)	(1)	< 85 normal
	(2)	>85 normal

	CÓDIGO	CLASIF.
Cuestionario de Síntomas psicológicos Neurológicos (PNF)	(0) (1)	Normal Moderado
Psicofisiológicos		
Frecuencia Crítica de Fusión (Flicker)	(1) (2)	30 - 35 hz <30- hz
Tiempo de reacción discriminativo (Reactímetro)	(1) (2) (3) (4)	< 24,9 % var. > 25 % var 4 ó + errores 5 ó + errores
Tiempo de reacción simple (Rectímetro)	(1) (2)	normal 200+/- 50 msg. no promedio> 250 msg.

Clínico Psicológico

Conflictos por áreas, presencia o ausencia de expresión de los conflictos y referencias de personalidad. Síntomas asociados y/o alteraciones de salud asociados o no al trabajo (entrevista clínico psicológica).

(1) sin conflictos
(2) dudoso
(3) conflictos no asociados al trabajo.
(4) conflictos asociados al trabajo.

Historia General de Salud

Entrevista Psicológica: Antecedentes Patológicos:

Neurológicos	(1) no	
	(2) si	
Psiquiátricos	(1) no	
	(2) si	

* Se refiere al código con el cual debe confeccionarse el fichero de entrada.

En función de estos indicadores y todas sus posibles combinaciones, el Psicotox ofrece una probable clasificación de un sujeto o de un grupo hasta 1200, de una forma ágil y de fácil interpretación, expresada en las siguientes denominaciones:

Tipo 1.- Normal.- Sujeto, del cual no existe sospecha alguna de ser portador de una intoxicación o manifestaciones tempranas, a partir de los exámenes psicológicos realizados.

Tipo 2.- Dudoso.- Las coincidencias no son suficientes, o están enmascaradas por otras características de la individualidad y no permiten un juicio concluyente sobre la afectación por neurotóxicos, generalmente son trabajadores con una historia de salud donde se encuentran presente episodios de enfermedades de diversa etiología, así como alteraciones atribuibles a la exposición mantenida a neurotóxicos. Debe interpretarse este resultado como la necesidad de profundizar en el proceso de evaluación y replicar los exámenes efectuados.

Tipo 3.- Posibles Trastornos de etiología no profesional.
El o los trabajadores presentaron alteraciones neuropsicológicos y del comportamiento que no presentan relaciones causales con la exposición laboral.

Tipo 4.- Posibles trastornos de etiología profesional por exposición a neurotóxicos.

Viceversa al anterior, aquí en el sujeto o los sujetos se confirman incidencias de la relación exposición respecto a sustancias neurotóxicas. Resultando éste un elemento a considerar en el diagnóstico médico legal.

Breve caracterización de las pruebas utilizadas en el Psicotox
1) Prueba de Retención (Memoria Visual). Se utiliza la original construida por su autor Artur L. Benton en la versión C, según la reproducción realizada por el Hospital Psiquiátrico de La Habana. Los criterios de calificación fueron establecidos por los investigadores en el país.

2) Cuestionario de Síntomas Subjetivos. (47 items) Elaborado por Hänninen y Lindströn en Finlandia 1979. Traducido y adaptado mediante un estudio en trabajadores expuestos al plomo. Almirall (1987). Consta de 4 escalas para la evaluación y clasificación de los síntomas expresado por poblaciones expuestas a neurotóxicos: Labilidad, fatiga con componentes somáticos, pérdida de la extroversión y neuroticismo.
3) Cuestionario de Síntomas Psicológicos y Neurológicos. Realizado por investigadores de la ex-República Democrática Alemana. Se utiliza la versión al español del Instituto de Medicina del Trabajo (1983). Es una prueba cualitativa y cuantitativa, Almirall (1987).
4) Frecuencia Crítica de Fusión. En nuestras experiencias se utiliza la técnica de los límites, evaluándolo por el método descendente mediante la medición de cinco umbrales instantáneos, con un Flicker modelo 502 de la T.K.K. (Japón). Puede utilizarse cualquier técnica o equipo similar.
5) Tiempo de Reacción Simple. Se acepta cualquier técnica y criterios para la evaluación de las modalidades reconocidas. En nuestra experiencia utilizamos un reactímetro digital ITEM 1112, de la T.K.K. (Japón).
6) Tiempo de Reacción Discriminativo. Se utiliza el mismo equipo que logra combinar estimados visuales y auditivos.
7) Entrevista Clínico Psicológica. Evalúa las áreas principales de la vida de relación, así como sus referencias autoevaluativas del estado de salud.
8) Historia General de Salud. Explora los antecedentes patológicos referidos, se expresa con la ausencia o presencia de síntomas.

Uso y Aplicaciones

El PSICOTOX como sistema para la evaluación psicodiagnóstica, permite la clasificación de un sujeto o grupo en categorías relacionadas con el diagnóstico médico legal, el cual como es conocido, se contemplan igualmente otros indicadores médicos o higiénico sanitarios.

Es útil la utilización del PSICOTOX cuando:

Se desea organizar y estandarizar la toma de decisiones sobre la presencia o no de alteraciones a la salud en trabajadores expuestos a neurotóxicos.

- En los estudios para el diagnóstico temprano.
- Como facilitador de los estudios epidemiológicos, donde se evalúan generalmente poblaciones numerosas.
- Para el establecimiento de programas de vigilancia sobre los efectos de los neurotóxicos.
- En la investigación de las relaciones entre dosis exposición y respuesta.
- Para el seguimiento y evaluación de las alteraciones residuales del sistema nervioso y el comportamiento de trabajadores que sufrieron una intoxicación aguda y están en un proceso de rehabilitación o seguimiento médico.
- Con fines docentes, tanto para los problemas de Psicología aplicada a la esfera del trabajo como a la Higiene.

¿Cómo Trabajar Con El Psicotox?

El sistema consta de un sólo fichero ejecutable llamado PSICOTOX.EXE. El programa está elaborado de forma interactiva, que permite al usuario operar mediante un menú de selección de las operaciones que pretende ejecutar y presenta los mensajes de errores que pueden producirse durante la ejecución del programa, así como otros mensajes para seguir el proceso de ejecución, usando ventanas que se abren y cierran instantáneamente.

Descripción Del Programa Psicotox.

El programa está diseñado para ser utilizado con el sistema operativo MSDOS o en ambiente de Windows en máquinas IBM o compatibles con monitores a color.

Primeramente el sistema puede ser cargado directamente desde el floppy dando la siguiente instrucción:

A > PSICOTOX y presionando <Return> a continuación, ó puede ser instalado en un disco duro utilizando el programa INSTALA.

Seguidamente sale una pantalla que muestra los créditos del programa y al presionar <Return> aparece un menú con las siguientes opciones:

(1) Clasificación Por Pantalla
(2) Tabla Resumen
(3) Estadística Descriptiva
(4) Significación Estadística

Las opciones de interés pueden ser seleccionadas pulsando la tecla <Return>, lo cual produce una marca en la opción, que puede ser eliminada pulsando Retorno de nuevo. Es posible el movimiento a través de las opciones mediante el uso de las teclas Flecha Arriba y Flecha Abajo. Para mandar a ejecutar las opciones se emplea la tecla <F> y para salir al Sistema Operativo la tecla <ESC>. Todas estas opciones aparecen en la línea de comandos, en el extremo inferior de la pantalla.

A continuación se solicita teclear el nombre del fichero que contiene los datos a procesar. Este fichero debe tener las siguientes características:

Debe ser un fichero texto, sin encabezamientos y delimitado por comas, que puede contener desde 1 solo caso hasta 1200 casos en esta primera versión. Este fichero puede ser elaborado a partir de cualquier editor de texto (WS, EDLIN, TURBO PASCAL, etc.) o a partir de cualquier sistema que permita crear y exportar ficheros ASCII (MICROSTA, DBASE, FOXBASE, FOX PRO, etc.)
En la segunda versión del sistema, el fichero deberá contener la información de las siguientes variables (11 variables):

1) HC (Historia Clínica o número de orden que identifique el sujeto).
2) BENTON (Prueba de memoria visual)
3) HL (Cuestionario de Síntomas subjetivos de Hänninen Lindströn)
4) PNF (Cuestionario de Síntomas Psicológicos Neurológicos)
5) FC (Frecuencia Crítica de Fusión < Flicker >)
6) TD (Tiempo de Reacción Discriminativa)
7) TRS (Tiempo de Reacción Simple)
8) APN (Antecedentes Patológicos Neurológicos)
9) APP (Antecedentes Patológicos Psiquiátricos)

10) DML(Diagnóstico Médico Legal o Higiénico)
11) ECP (Entrevista Clínico Psicológica)

Las citadas variables deben aparecer en el orden anteriormente mencionado.

El algoritmo se basa, como se explicó anteriormente, en 4 campos fundamentales:

a) Psicométrico (Benton, HL y PNF)
b) Psicofisiológico (FC, TD y TRS)
c) Historia general de salud (APP y APN)
d) Clínico Psicológico (ECP)

Sobre los cuales debe existir alguna información para que el individuo sea clasificable. Si alguna de estas variables (incluyendo HC y DML) no han sido consignadas, deberá introducirse su valor en el fichero como el número 9, que identifica al dato como "perdido" (missing value).

Una rutina de errores permite controlar los mismos al teclear el nombre del fichero, como por ejemplo, el error "Fichero no encontrado".

Después de teclear el nombre del fichero y la tecla <Return> comienza la lectura y validación de los datos. Si existen algunos valores que salen fuera del rango posible, el programa envía un mensaje a la pantalla alertando al usuario. En estos casos los datos se almacenan en un fichero con el mismo nombre y extensión. ERR fin de que sean identificados cada sujeto mediante la variable HC, y posteriormente arreglado.

No obstante, debido a la necesidad de una ejecución continua, estos sujetos son clasificados en una categoría adicional "0" (sujetos no clasificables) y excluidos de los posteriores análisis estadísticos. También los resultados de la clasificación son grabados en un fichero texto que contienen una información similar a la del fichero original, más la clasificación individual, añadida al final de cada artículo (fila); conservando intacto el fichero de datos original.

El nuevo fichero se llama igual que el original, pero con extensión .CLA.

Al final se muestra una tabla resumen de los resultados. Si se ha seleccionado la opción 1 se muestra en la pantalla los datos originales y los resultados respectivos de la clasificación, pantalla a pantalla, oprimiendo la tecla <Return>. Las teclas <PgUp> y <PgDn>, permiten recorrer el contenido de todo el fichero, mientras que la tecla <F10> permite imprimirlo.

Los errores de impresión, tales como impresora no lista, etc, son controlados mediante una rutina de errores.

Si la opción 2 se ha marcado aparece en pantalla una tabla resumen que muestra la distribución de la clasificación de el o los sujetos evaluados según el criterio psicodiagnóstico y el criterio externo.

Al ejecutar la opción 3 se muestra la tabla que contiene las probabilidades que sirven de base para el cálculo de los coeficientes de concordancia de Kappa (entre la variable diagnóstico DML y la clasificación obtenida mediante el algoritmo PSICOTOX) y su significación estadística. Oprimiendo la tecla enter se obtienen los valores de estos coeficientes para cada categoría de diagnóstico, su desviación standard correspondiente y los percentiles Z de la distribución normal junto a su significación estadística, que sirven para probar la hipótesis Ho: Coeficiente de Kappa = 0 vs Ha: Coeficiente de Kappa > 0 (Hipótesis de 1 cola). Estos resultados pueden ser impresos utilizando la tecla <F10> y carecen de sentido cuando se va a procesar ya no a un grupo de estudio, sino a un solo sujeto o un número muy pequeño de ellos.

Una vez concluida la ejecución de las opciones seleccionadas, al aplicar retorno se vuelve al menú, pudiéndose procesar otro fichero de datos o salir al sistema operativo oprimiendo la tecla < ESC >.

El tiempo de duración de cada corrida depende directamente del volumen de datos que contenga el fichero inicial, así como del tipo de microcomputadora utilizada. No obstante el algoritmo es rápido y eficiente.

Un Estudio de Aplicabilidad

La experiencia del INSAT para la validación del PSICOTOX, se realizó sobre la población de todos los evaluados por sospecha de ser portadores de una intoxicación crónica por exposición a sustancias neurotóxicas en el período de 1981-1992, atendidos en la sala de Enfermedades Profesionales y la Consulta Externa por el Departamento de Psicología.

La cantidad de trabajadores evaluados fue de 741, distribuidos de la manera siguiente, atendiendo al tipo de sustancia a que estaban expuestos: metales pesados, solventes, plaguicidas y mezcla de sustancias.

Al aplicar el programa PSICOTOX se realizaron los siguientes diagnósticos plasmados en la tabla 1.

Tabla 1. Clasificación de los Diagnósticos Psicológicos Mediante El Programa "Psicotox". Departamento de Psicología INSAT. 1981-1992

Normales	.77
Dudosos	.35
Trastornos de Etiología no Profesional	.131
Trastornos de Etiología Profesional	.169
Total	**741**

Como criterio externo se utilizó el diagnóstico médico legal por los especialistas en enfermedades profesionales del Instituto de Medicina del Trabajo. Una comparación estadística entre la concordancia del psicodiagnóstico brindado por el PSICOTOX y el DML expedido por los especialistas se comparan en la Tabla 2 a partir del Coeficiente de Predicción de Kappa, posibilidad que brinda el sistema.

Tabla 2 Coeficiente de Concordancia entre los Criterios de Evaluación del Psicotox y el Diagnóstico Médico Legal (DML). I.M.T. 1981-1992.

Diagnóstico	Coeficiente De Kappa
Normales	0.29479 *
Dudosos	0.29479 *
Trastornos de Etiología No Profesional	0.64069 *
Trastornos de Etiología Profesional	0.54110 *

* $P < 0.01$

Como puede observarse para los diagnósticos de normalidad, alteraciones de etiología no profesional y profesional, la concordancia resultó altamente significativa, lo que nos habla de las posibilidades del diagnóstico psicológico, efectuado mediante el sistema PSICOTOX.

En el caso de los Dudosos, una posible interpretación está dada por el carácter de evaluación de los efectos tempranos, propiedad reconocida a los procedimientos psicodiagnósticos.

A modo de recomendaciones finales sobre la muestra de nuestras investigaciones presentadas en el presente trabajo nos inclinamos a comentar que debemos:

a) Proseguir los estudios dirigidos a elevar la sensibilidad y especificidad de las baterías para el pesquisaje masivo, poniendo especial énfasis en:

- Ampliar el número de indicadores incluyendo medidas de rendimiento intelectual y aumentando los de procesos psicofisiológicos.
- Contemplar indicadores que ayuden a caracterizar a los grupos según tipología de personalidad.
- Ejercer un riguroso control sobre los años de exposición y otras características de la individualidad
- Utilizar los resultados con un criterio integral.
- Llevar a cabo estudios de seguimiento con un diseño prospectivo en poblaciones expuestas a neurotóxicos.

- Continuar con los estudios de laboratorios y nuevas metodologías experimentales.

8.8 Evaluación Neurotoxicología y Estado de Salud en Trabajadores de Salones de Operación.

Nos propusimos un estudio interdisciplinario que nos permita conocer las alteraciones de salud y el estado funcional en un grupo de trabajadores de salones de operaciones de dos hospitales de Ciudad de La Habana a partir de la evaluación neuroconductual, cardiológica, neumológica, neurológica y algunos indicadores bioquímicos.

Objetivos.

General.

- Dismunuir la morbimortalidad de los trabajadores expuestos a sustancias neurotóxicas en el sector de la salud.

Específicos.

- Validar un modelo sistémico e interdisciplinario para el diagnóstico de las alteraciones producidas por la exposición a sustancias neurotóxicas.
- Identificar alteraciones cognitivas y las referencias de alteraciones de salud en una población de trabajadores de salones de operaciones.
- Comprobar si existen diferencias en el desempeño neuroconductual en los trabajdores de la salud motivo de estudio.

Evaluar alteraciones de orden clínico y metabólolico en los expuestos al halotano.

Material y método.

Para el cumplimiento de los objetivos propuestos, nos planteamos la necesidad de evaluar las siguientes esferas de influencia sobre los trabajadores que se desempeñan en los salones de operaciones.

- Ambiente de trabajo.
- Carácter y contenido de la tarea. Estudio de puesto mediante el procedimiento APT.

Evaluación del estado de salud:

- Historia de salud
- Examen neurológico
- Examen cardiológico
- Examen neumológico
- Examen bioquímico
- Evaluación neuroconductual

Sujetos y técnicas.
Se conformaron dos grupos de trabajadores para la ejecución de la investigación. El primero compuesto por 48 trabajadores de los salones de operación del los Hospitales Julio Trigo y Lebredo, con más de un año de experiencia y que se encontraran en activo en el momento de la evaluación y 30 trabajadores no expuestos a sustancias neurotóxicas, comparables por edad y sexo al primero y que tuvieran un nivel de escolaridad similar (profesionales y técnicos).

A todos los evaluados se les realizó, por el mismo equipo de investigadores del Instituto Nacional de Salud de los Trabajadores (INSAT), el siguiente examen médico psicológico.

- Examen Psicológico. Evaluación neuroconductual. Se realizó a partir del modelo de evaluación conductual y el algoritmo PSICO-TOX Almirall 2001 **Anexo1.**
- Examen neurológico, neumológico y cardiológico, realizado por especialistas en estas especialidades y con conocimientos en Salud Ocupacional. **Ver Anexos 2, 3 y 4.**
- Interrogatorio para evaluar el estado de salud a través de síntomas y signos, realizado por médicos especializados en epidemiología y salud ocupacional. **Anexo 5.**

- Examen bioquímico. Realizado por especialistas en Bioquímica del Departamento de Riesgos Químicos.
- En el puesto de trabajo se aplicó el programa APT, por un especialista entrenado en el procedimiento y mediante la observación directa. La evaluación se estableció a partir de las escalas de calificación del programa (contenido del trabajo, exigencias especiales y condiciones adversas) mediante el algoritmo contenido en el software APT y que clasifica los puestos en grados de mejor a peor 1-4 , los rangos 3 y 4 se asocian a una alta frecuencia de efectos negativos del trabajo.

La evaluación de la contaminación por gases anestésicos en los salones de operaciones de donde fueron seleccionados los trabajadores evaluados fue realizada por un equipo de investigadores del INSAT que realizaron las mediciones para la determinación de las concentraciones de Halotano en los salones de referencia.

Dichas concentraciones se midieron lo más cercano a las condiciones de trabajo habituales de los salones de operaciones seleccionados para el estudio.

Máquina de anestesia Boyle 2000 con ventilador pulmonar Ohmeda Fluidor MK – 2 y respirador con válvulas inhalatoria y espiratoria. El anestésico se dosificó al 1.5 % v/v en oxígeno con un flujo de 8 l/min a razón de 16 respiraciones por minuto como frecuencia respiratoria y con presión intrapulmonar máxima de 20 + / - 2 cm. de H2O. Las condiciones descritas representan una intensidad media de trabajo.

Como colector de contaminantes se utilizaron absorbedores de vidrio conectados en series de a 2 que contenían cada uno 5 cm3 de etanol absoluto: la técnica de muestreo fue estacionaria, puntual, mediante el empleo de bombas de aspiración Dräguer calibradas y modificadas con agujas hipodérmicas No 27, para controlar el flujo de aire a través del sistema de muestreo con intensidad reducida. El método de ensayo químico empleado fue espectrofotométrico de absorción molecular.

Se realizaron mediciones de Halotano durante un intervalo de 5 horas tomando muestras en los siguientes puntos:

- Centro del salón a la altura de las vías respiratorias del cirujano.
- A la salida de la válvula espiratoria del respirador del equipo de anestesia.

Durante todo el tiempo de la investigación no se realizaron cambios en los locales evaluados ni en la tecnología para las intervenciones quirúrgicas.

Después de todos los exámenes realizados por especialidad, cada sujeto evaluado fue sometido, a ciegas, al criterio del equipo de investigadores que los clasificaron en las siguientes categorías diagnósticas.

1- Sujeto sano, que no muestra ninguna alteración de salud, ni de su estado funcional, en el momento de la evaluación.
2- Dudoso. No existe suficiente evidencia para su clasificación en las categorías propuestas. Frecuentemente era reevaluado.
3- Con alteraciones de salud, pero que no pueden ser atribuibles a la exposición a sustancias neurotóxicas.
4- Con alteraciones de salud o del estado funcional que son compatibles con lo descrito en la literatura como efectos de la exposición a sustancias neurotóxicas.

La información fue procesada mediante el Statistic V6 en su programa de estadísticas descriptivas.

Resultados.

Ambiente de Trabajo.
Después de 2 horas se observó una estabilización del contaminante en el tiempo a valores del orden de 440 mg/m3, más de 25 veces el límite permisible recomendado por NIOSH 1994 de 46 mg/m3.

Carácter y contenido del trabajo. Análisis del Puesto. Programa APT.
Como puede observarse en el gráfico 1 el perfil del puesto de trabajo del cirujano, el anestesista y la enfermera de salón son muy similares en cuanto a sus exigencias generales. Estamos ante puestos con un contenido de trabajo muy extenso, con altas exigencias especiales que nos permiten inferir la presencia de efectos negativos del trabajo al grado 3, es decir, con mucha frecuencia de intensidad. Ver gráfico resumen de la evaluación de los tres puestos.

Descripción de los grupos.
En la tabla 1 presentamos las características de los grupos comparados en función de las variables controladas para la conformación de los mismos.

Tabla 1. Características generales de los grupos evaluados.

Características	Expuestos	No expuestos	
Edad	39.15 años	37.1 años	NS
Sexo	38(f) 10 (m)	18 (f) 10(m)	NS
Experiencia laboral	8.6 años	6.78 años.	NS
Tabaquismo	13.9 % fumadores	11.26% fumadores	NS
Alcohol	Moderada ingestión	Moderada ingestión	NS
Medicamentos	27 % consume medicamentos.	8 % consume medicamentos.	p :0.01

Estado de salud.
Evaluación cardiovascular.
Con relación al examen cardiológico, podemos señalar que encontramos diferencias significativas. De los trabajadores evaluados 9 resultaron positivos al examen cardiológico, de los cuales 8 pertenecen al grupo de los trabajadores expuestos al Halotano. **Ver tabla 2.**

Tabla 2. Comparación entre el grupo control y expuesto de los diagnósticos cardiológicos.

GRUPO	NORMALES	PATOLÓGICOS	TOTALES
Expuestos	40	8	48
Control	29	1	30
Totales	69	9	78

Prueba exacta de Fischer p: 0.0029

Evaluación neumológica.
Los exámenes realizados, no mostraron diferencias significativas entre los grupos evaluados.

Tabla 3. Comparación entre el grupo control y expuesto de los diagnósticos neumológicos.

GRUPO	NORMALES	PATOLÓGICOS	TOTALES
Expuestos	41	7	48
Control	22	8	30
Totales	63	15	78

Pearson Chi-square 1.735397 df=1 p=.18773

Evaluación neurológica.
En esta esfera los resultados fueron los esperados. Los no expuestos al Halotano presentan una menor frecuencia de trastornos neurológicos diagnosticados mediante el examen realizado.

Tabla 4. Comparación entre el grupo control y expuesto de los diagnósticos neurológicos.

GRUPO	NORMALES	PATOLÓGICOS	TOTALES
Expuestos	35	13	48
Control	21	9	30
Totales	56	22	78

Pearson Chi-square 10.02687 df =1 p=.00154

Evaluación neuroconductual.

El resumen de esta evaluación se realiza mediante los resultados del procedimiento automatizado Psicotox V.2 (Ver anexo donde se explican detalladamente los instrumentos que se aplican), las normas para su clasificación e interpretación y el algoritmo para el programa automatizado.

Tabla 5. Resultados de la comparación por grupos de la aplicación del programa PSICOTOX .V.2.

GRUPO	NORMALES	DUDOSO	No profesional	Profesional	Total
Expuestos	4	20	8	16	48
Control	14	1	12	3	30
	18	21	20	19	78

Chi-square 51.90052 df=3 p=.00024

Evaluación bioquímica.

Los grupos fueron contrastados bajo el criterio de que cada sujeto fuera considerado como positivo si alguno de los exámenes (hemoglobina, creatinina, eritrosedimentación, TGP, colesterol y glicemia) aplicados, resultaran positivos. La tabla 6 nos muestra la distribución para ambos grupos.

Tabla 6. Resultados de la comparación por grupos de la evaluación bioquímica.

GRUPO	POSITIVOS	NEGATIVOS	TOTALES
Expuestos	17	26	43
Control	14	14	28
Total	31	40	71*

**Solo fueron evaluados 71 sujetos por dificultades técnicas y la falta de reactivos.*

Chi Cuadrado 3.85 gl 1 p: 0.2789.

Diagnóstico del estado de salud.

Tabla 7. Comparación por grupos de los diagnósticos del estado de salud, atendiendo a la clasificación propuesta.

GRUPO	NORMALES	DUDOSO	No profesional	Profesional	Total
Expuestos	9	10	13	16	48
Control	18	3	6	3	30
Total	27	13	19	19	78

Pearson Chi-square 22.9 df =3 p=.00047

Con relación a la encuesta de salud aplicada, el análisis estadístico lo realizamos, bajo la premisa de tomar en cuenta solo aquellas afectaciones que su frecuencia sobrepasara un cuartil (25% de las posibilidades de respuesta) y entonces los comparábamos mediante una prueba de significación, con el grupo de controles. Los resultados más relevantes se exponen en la tabla 8.

Tabla 8. Manifestaciones referidas al aplicar la encuesta sobre el estado y referencias de salud a los grupos evaluados.

Referencia	Expuestos %	Control	Chi cuadrada	gl	p
Astenia	26.5	6.90	8.15	1	0.004
Tos	32.1	14.6	7.38	1	0.02
Coriza	25	10.34	4.67	1	0.04
Trastornos de sueño	37.5	20	5.35	1	0.02
Irritabilidad	32.5	10	7.08	1	0.008
Céfaleas	40	9	9.47	1	0.003

Discusión.

Los grupos evaluados son relativamente homogéneos lo que evita uno de los sesgos más importantes declarados en la literaratura, las adicciones y en particular el tabaquismo y alcohol. Edling y Lundberg (2000).

Los grupos no difieren significativamente en la mayoría de las variables por las que fueron pareados, con la excepción del consumo de medicamento que resultó más del triple en los expuestos que en el control. Ambos grupos son considerados moderados consumidores de alcohol (según los resultados de la encuesta aplicada) lo que evitó la consideración de esta variable frecuentemente referida en la literatura por su acción sinérgica con los solventes en general Van-Thriel (1998).

En un artículo reciente publicado en una web por un colectivo de autores, enfatiza la acción de los solventes en general y del Halotano en particular, describiendo efectos cognitivos como los déficit de memoria, disminución de la reactividad psicomotora evaluada por el tiempo de reacción, y numerosos síntomas de alteraciones de salud como la depresión y la angustia en general. Environmental medicine Reports (2004).

Basso y col (2000) llamaron la atención de lo complejo de esta actividad y la gran responsabilidad que representaba el acto quirúrgico en particular para los anestesistas, lo que trae una pregunta a dilucidar por próximas investigaciones. Las manifestaciones de estos profesionales se deben a la exposición al Halotano o la fatiga que presentan por las demadas de la profesión. Existe un efecto sinérgico que acentúa los síntomas referidos y los déficit cognitivos encontrados en nuestro estudio, estos autores llegaron a esa conclusión cuando evaluaron 1438 anestesistas mediante un cuestionario anónimo que preguntaba sobre la percepción del riego, las relaciones humanas y los efectos del trabajo, resultados similares reportaron Cory y col (2000).

La comparación entre los expuestos y el control marcan una diferencia significativa que habla de un mayor deterioro en los expuestos al Halotano. **Ver tabla 7.**

Como puede observarse el 33% de los evaluados en el grupo de los expuestos clasifican como tipo 4 que responde al patrón de efectos neuroconductuales típico de los trabajadores expuestos a sustancias neurotóxicas. Si tomamos en cuenta los dudosos o Tipo 2 más los tipo 4, llegamos a la conclusión de que el 50 % de los miembros del grupo expuestos está presentando alteraciones en esta esfera.

Edling y Lundberg (2000) encontraron deterioro en las funciones cognitivas, en particular la memoria y el tiempo de reacción, así como numerosos síntomas de alteraciones neurovegetativas en trabajadores de los salones de operación.

En un estudio realizado en Colombia, Mayor (1997) comprobó una disminución de las capacidades cognitivas en 730 trabajadores de la industria petroquímica, expuestos habitualmente a solventes, relacionando sus resultados fundamentalmente con el tiempo de exposición y alteraciones neurológicas y neurofisiológicas. Semejantes resultados obtuvo el autor de la presente investigación, cuando evaluó la respuesta subjetiva expresada en síntomas y manifestaciones de pérdida de la salud en la misma población. Almirall (2002).

Lucchini y col (1995) refieren diferencias significativas solo en el tiempo de reacción simple al finalizar una semana normal de trabajo, cuando compararon un grupo de trabajadores de salones de operaciones con otro no expuestos a sustancias neurotóxicas. Las diferencias en otras medidas psicométricas no fueron significativas.

Lucchini y col (1998) Estudiando trabajadores de salones de operaciones a altas concentraciones de gases anestésicos (más de 500 ppm y 15 ppm de Halotano) pueden producir efectos neuroconductuales, sin embargo llaman la atención sobre las exigencias de la tarea y el posible estrés que estas podían ocasionar y si contribuye a los déficits funcionales. Compararon estos resultados con un grupo de expuestos a 50 y 54 ppm a su vez pareados por grupos con anestesia no gaseosa y otro no expuestos, en esta segunda experiencia incluyeron el cortisol como indicador bioquímico de estrés. Los autores refieren que en la segunda experiencia se mantuvieron los resultados adversos de carácter neuroconductual al finalizar la semana de trabajo y estos fueron encontrando los mismos déficits que en los expuestos a altas concentraciones y con diferencias significativas, con relación a los que trabajaban con anestesia no gaseosa y los controles no expuestos. No se reportaron diferencias en el indicador de estrés. Concluyen estos autores que independientemente de las exigencias de la tarea, la exposición a gases anestésicos produce deterioro neuroconductual.

Anger y col (1994) sensibilidad de los métodos neuroconductuales para la identificación de los déficits funcionales tempranos por la exposición a neurotóxicos.

Con relación a la evaluación bioquímica, los resultados no son concluyentes, ya que los indicadores no revelaron diferencias significativas, lo que nos hace pensar que o bien no son específicos para esta exposición, o no tienen variación en esta etapa de efectos tempranos, una hipótesis que debemos comprobar en nuevas investigaciones.

Los resultados obtenidos no difieren de los reportados en al literatura en estudios de similar diseño. Parece existir consensus sobre la relación entre la exposición mantenida al Halotano y un grupo importante de alteraciones a la salud incluyendo las relacionadas con la disminución de la capacidad funcional de respuesta expresada en funciones como la memoria, la reactividad psicomotora y la integridad perceptual. Almirall 2001, Cory y col (2000) 1997, Craighead 1995 Noufeld y Locky 1975 Ladewerys1994.

Se constató una mayor frecuencia del consumo de medicamentos en el grupo de los expuestos, lo que puede estar relacionado con las tensiones laborales y una mayor frecuencia de alteraciones de salud. Este aspecto puede estar incidiendo en el desempeño de las funciones cognitivas evaluadas ya que es reconocido que numerosos medicamentos tienen una acción directa sobre la capacidad de respuesta del sujeto.

El pequeño tamaño de la muestra evaluada y su focalización en solo dos hospitales, no permite generalizar los resultados obtenidos en el mismo, pero nos brinda una valiosa información sobre la factibilidad del modelo de intervención y diagnóstico así como las bases para futuros estudios sobre la temática.

El déficit funcional es marcadamente mayor en los expuestos a Halotano, lo que nos hace pensar que su tarea se realiza frecuentemente bajo discordancia dinámica, lo que puede contribuir a errores en su tarea con el consecuente impacto negativo en la salud del paciente.

Los resultados del APT, nos hacen pensar en una profesión donde, con frecuencia, deben aparecer los llamados efectos negativos del trabajo: fatiga, estrés, monotonía y burnout, lo que pudiéramos estar en presencia del efecto del sinergismo de varios riesgos laborales sobre el trabajador.

Se constataron alteraciones de salud muy similares a las descritas en estudios anteriores en esta población, dentro y fuera del país.

El perfil de morbilidad llama la atención sobre las alteraciones cardiovasculares y las manifestaciones de astenia, tos, coriza y cefalea, corresponden a la esfera del psiquismo las diferencias entre los trastornos del sueño y la irritabilidad.

Se requieren nuevos estudios con diseños más abarcadores para lograr resultados generalizables.

Gráfico 1. Resultados del APT en cirujanos, enfermeras y anestesistas de Salones de Operaciones.

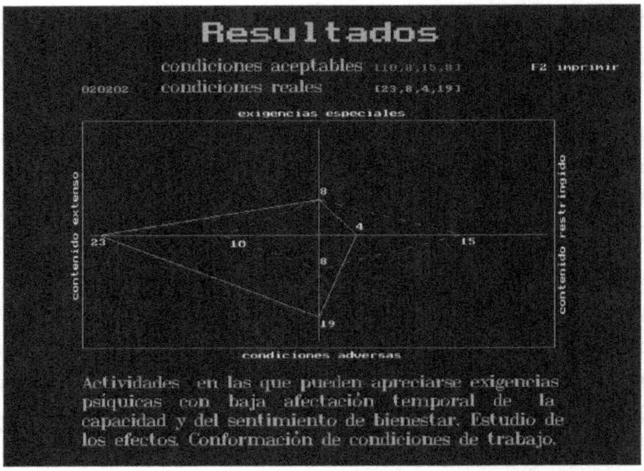

Anexo 8. 1. EVALUACIÓN NEUROCONDUCTUAL.

Entrevista Clínico Psicológica.
Prueba de Retención Visual (A.L. Benton.) Forma C.
Cuestionario PNF. Schneider y col 1984. V/3 Almirall y col. 1987.

Tiempo de Discriminación. Según la prueba establecida para el paquete de programas DIANA para la evaluación neuroconductual.

- Prueba de integridad perceptual. Comparación de Patrones Según la prueba establecida para el paquete de programas DIANA para la evaluación neuroconductual. Los criterios de evaluación de estas pruebas están dados por el registro automatizado de la variabilidad en la ejecución, la que se considera normal cuando es menor del 25%.
- Prueba de integridad perceptual. TAWAPRO. Instituto Central de

Medicina del Trabajo de Berlín. 1979. Para la realización de esta prueba se fijaron todas las instrucciones de acuerdo a las recomendaciones de los autores: luminancia de las lámparas del taquitoscopio, iluminación del local (350 lux), calidad de las láminas de estímulos. La aplicación se realizó con un taquitoscopio de 6 canales de la T.K.K. ITEM 232. Japón. La ejecución consistió en identificar un grupo de símbolos escritos en la pantalla que se presentó solamente durante 800 milisegundos, pidiéndosele al sujeto que reproduzca los estímulos en la posición presentada taquitoscópicamente en una hoja de respuesta estandarizada.

Anexo 8. 2. EXAMEN NEUROLÓGICO.

Síntomas Subjetivos	____________(+)	____________(-)	Encuesta
Síntomas Objetivos: Físico Neurológico	____________(+)	____________(-)	Examen
Diagnóstico Sindrómico: Conclusiones	____________(+)	____________(-)	
Diagnóstico Funcional: Diagnóstica	____________(+)	____________(-)	
Caso Positivo – Diagnóstico			

Anexo 8. 3. EXAMEN CARDIOLÓGICO.

Examen físico cardiológico
EKG
Interrogatorio.

1. Nivel de Lesión

1.1- Ausente 1.2- Subclínico 1.3- Clínico Subjetivo 1.4- Clínico Objetivo	

2. Diagnóstico

2.1- Ausencia de Cardiopatía	
2.2- Ausencia de Cardiopatía: Manifestaciones inexplicables.	
2.3- Ausencia de Cardiopatía: Factor(es) Predisponente(s).	
2.4- Cardiopatía: 2.4.1- Arritmia Cardíaca	
2.4.2- Trastorno de Conducción	

Anexo 8. 4. EXAMEN NEUMOLÓGICO.

Radiografía de tórax

Aumento de la trama	01	
Tórax enfisematoso	02	
Silueta cardiaca anormal	03	
Fibrosis pulmona	04	
Opacidades	05	
Normal	06	

Pruebas Funcionales Ventilatorias

Normal	01	
Obstructiva	02	
Restrictiva	03	
Mixta	04	

Diagnóstico Incial

Normal	01	
Patológico	02	
Sospechoso	03	

Anexo 8.5 CUESTIONARIO CLÍNICO.

NOMBRE: ______________________________

I. DATOS GENERALES.

1.- Edad: ______ (años)   2.- Sexo: 1. Masculino ☐ 2. Femenino ☐

3.- Color de la piel:
1. Blanca ☐ 2. Mestiza ☐ 3. Negra ☐ 4. Amarilla ☐

4.- Nivel de escolaridad: 1. Primario ☐ 2. Secundario ☐
3. Técnico medio ☐ 4. Preuniversitario ☐ 5. Universitario ☐

5.- Puesto de trabajo: ______________________________

6.- Tiempo total de trabajo (años): ______________________________

7-Años en el puesto de trabajo actual: ______________________________

8-Ocupaciones anteriores: ____________________; ________________;
____________________.

II. ANTECEDENTES PATOLÓGICOS PERSONALES.

☐ 1- Asma	☐ 10-Psicopatías	☐ 19-Hipertensión Arterial
☐ 2- Amigdalitis	☐ 11-Ulcera Duodenal	☐ 20-Infarto miocardio
☐ 3- Bronquitis	☐ 12-Urticaria	☐ 21-Meningoencefalitis
☐ 4- Laringitis	☐ 13-Enf. trasmisión sexual	☐ 22-Fiebre Reumática
☐ 5- Disfonías	☐ 14-Epilepsia	☐ 23-Artritis
☐ 6- Coriza	☐ 15-Paludismo	☐ 24-Gota
☐ 7- Hepatitis	☐ 16-Parasitismo	☐ 25-Otras
☐ 8- Diabetes	☐ 17-Tuberculosis	
☐ 9- Gastritis	☐ 18-Enf. profesional	

III. HÁBITOS TÓXICOS

1)Tabaquismo: 1. Fumador ☐ 2. No Fumador ☐ 3. Exfumador ☐

2)Alcoholismo: 1. Frecuente ☐ 2. Ocasional ☐ 3. Nunca ☐

3)Café: 1. Frecuente ☐ 2. Ocasional ☐ 3. Nunca ☐

4)Otros Tóxicos: 1. Sí ☐ 2. No ☐

SINTOMATOLOGÍA REFERIDA

1) Molestias o dolor en el pecho o en los brazos: Sí ☐ No ☐

2) El dolor aparece al:
Andar ☐ Subir escaleras ☐ En el acto sexual ☐
Ser molestado ☐ Comer ☐ Exponerse al frío ☐
Andar despues de comer ☐

3) Ha notado alguna vez que el corazón le late muy deprisa:
Sí ☐ No ☐

4) Ha tenido alguna vez la presión alta: Sí ☐ No ☐

5) Se le han hinchado los pies y los tobillos, alguna vez: Sí ☐ No ☐

6) Ha notado alguna vez las puntas de los dedos de color blanco y dolorosos por el frío: Sí ☐ No ☐

7) Cree que pesa: Menos de lo normal ☐ Más de lo normal ☐
Lo normal ☐

8) Ha perdido de peso recientemente: Sí ☐ No ☐

9) Apetito: Poco ☐ Normal ☐ Excesivo ☐

10) Oye bien: Sí ☐ No ☐

11) Nota ruidos o silbidos en el oído: Sí ☐ No ☐

12) Respira con dificultad por la nariz: Sí ☐ No ☐

13) Dientes en mal estado: Sí ☐ No ☐

14) Dificultades al comer a causa de los dientes o las encías:
Sí ☐ No ☐

15) Dolor o dificultad al tragar: Sí ☐ No ☐

16) Ha presentado ronquera u otras molestias faringeas como garraspeo, cosquilleo o ardor faringeo: Sí ☐ No ☐

17) Ha presentado alteraciones de la voz que persistan durante el descanso: Sí ☐ No ☐

18) Tiene que hacer esfuerzo para hablar: Sí ☐ No ☐

19) Utiliza habitualmente su voz: Alta ☐ Media ☐ Débil ☐

20) Presenta tos: Sí ☐ No ☐

21) Tos de más de 2 años: Sí ☐ No ☐

22) Expectoración: Sí ☐ No ☐

23) Expectoración de más de 2 años: Sí ☐ No ☐

24) Expectoración con sangre: Sí ☐ No ☐

25) Falta de aire con los esfuerzos: Sí ☐ No ☐

26) Nariz tupida: En invierno ☐ En verano ☐ No ☐

27) Nauseas: Sí ☐ No ☐

28) Vómitos: Sí ☐ No ☐

29) Acidez: Sí ☐ No ☐

30) Disfagia: Sí ☐ No ☐

31) Dolor abdominal: Sí ☐ No ☐

32) Indigestiones: Sí ☐ No ☐

33) Constipación: Sí ☐ No ☐

34) Gases o eructos frecuentes: Sí ☐ No ☐

35) Diarreas: Sí ☐ No ☐

36) Vómitos con sangre (alguna vez): Sí ☐ No ☐

37) Heces fecales con sangre (alguna vez): Sí ☐ No ☐

38) Sensación de dolor o quemadura al orinar: Sí ☐ No ☐

39) Ha orinado oscuro o con sangre, alguna vez: Sí ☐ No ☐

40) Molestias al empezar a orinar: Sí ☐ No ☐

41) Sensación de que no vacía bien la vejiga: Sí ☐ No ☐

42) Pérdida del impulso o deseo sexual: Sí ☐ No ☐

43) Pérdidas vaginales molestas: Sí ☐ No ☐

44) Dolor durante el acto sexual: Sí ☐ No ☐

45) Problemas de infertilidad: Sí ☐ No ☐

46) Sangramiento despues de la menopausia:
Sí ☐ No ☐ No procede ☐

47) Ha presentado cefaleas: Sí ☐ No ☐

48) Ha presentado trastornos del sueño: Sí ☐ No ☐

49) Ha presentado trastornos del equilibrio: Sí ☐ No ☐

50) Ha presentado irritabilidad: Sí ☐ No ☐

51) Ha presentado trastornos de la memoria: Sí ☐ No ☐

52) Ha perdido alguna vez la conciencia: Sí ☐ No ☐

53) Ha presentado temblores: Sí ☐ No ☐

54) Ha presentado convulsiones: Sí ☐ No ☐

V. EXAMEN FÍSICO

1) Biotipo: Normolíneo ☐ Brevilíneo ☐ Longilíneo ☐

2) Marcha: Normal ☐ Anormal ☐

3) Facie: Normal ☐ Anormal ☐

4) Mucosas: Normocoloreadas ☐ Hipocoloreadas ☐ Ictéricas ☐

5) Piel: Normal ☐ Anormal ☐

6) Faneras: Normal ☐ Anormal ☐

7) SOMA: Sin alteraciones ☐ Con alteraciones ☐

8) Cráneo: Normal ☐ Anormal ☐

9) Cara: Normal ☐ Anormal ☐

10) Tórax y mamas: Normal ☐ Anormal ☐

11) Abdomen: Normal ☐ Anormal ☐

12) Extremidades: Normal ☐ Anormal ☐

13) Columna vertebral: Normal ☐ Anormal ☐

14) Aparato respiratorio: Normal ☐ Anormal ☐

15) Sistema arterial periférico: Normal ☐ Anormal ☐

16) Sistema venoso periférico: Normal ☐ Anormal ☐

17) Ruidos cardiacos: Normales ☐ Anormales ☐

18) Soplos: Sí ☐ No ☐

19) Arritmias: Sí ☐ No ☐

20) Boca: Normal ☐ Anormal ☐

21) Coloración de la encía: Normal ☐ Anormal ☐

22) Genitales: Normal ☐ Anormal ☐

23) Puntos pielorrenoureterales: Normales ☐ Anormales ☐

24) Puñopercusión renal: No dolorosa ☐ Dolorosa ☐

25) Bazo: Normal ☐ Anormal ☐

26) Ganglios periféricos: Normal ☐ Anormal ☐

27) Alteraciones del nivel de conciencia: Sí ☐ No ☐

28) Actitud: Normal ☐ Anormal ☐

29) Marcha: Normal ☐ Anormal ☐

30) Taxia: Sin alteraciones ☐ Con alteraciones ☐

31) Praxia: Sin alteraciones ☐ Con alteraciones ☐

32) Pares craneales: Normal ☐ Anormal ☐

Bibliografía.

Almirall P. Evaluación neuroconductual y estado de salud en trabajadores de salones de operaciones. Autor. Vol. 2 No 1 -2 2006.

Almirall P., Hurtado. Hurtado. R; Aplicabilidad y confiabilidad de un cuestionario para conocer el efecto del plomo inorgánico sobre el psiquismo. Revista Puertorriqueña de Psicología. 1:5; 1983.

Almirall P., Ibarra F. E. La prueba de Bender y su relación con algunas alteraciones bioquímicas en la intoxicación por plomo. Boletín de Psicología. Vol. 4 N_o 3 59-69. 1981.

Almirall P., Mayor J., Rodríguez R., del Castillo N. y otros. Manual de recomendaciones para la evaluación psicológica en trabajadores expuestos a sustancias neurotóxicas. La Habana. Instituto de Medicina del Trabajo, 1987.

Almirall P., Neurotoxicología. Teoría y Práctica. Texto. Maestría en Salud Ocupacional. Instituto Nacional de Salud de los Trabajadores. Editorial Universitaria. Universidad Central de Venezuela 2001

Almirall P., Trabajo y salud. Un enfoque histórico. Folleto. Maestría Internacional en Salud Ocupacional. Instituto de Medicina del Trabajo. La Habana. 1995.

Almirall PJ Riesgo e intoxicación por CO en trabajadores del transporte automotor. (Autor). Arh.hig. Rada. Toksikol. 30 –1979.

Almirall, H. P., G. S. Sloytcheva: "Tl Test de Bender modificado en el estudio de la intoxicación crónica por CO en choferes de Omnibus Urbanos". Tema libre presentado en el II Congreso de Psicología de la Salud. Marzo 1979. Ciudad de La Habana.

Almirall. P Evaluación psicofisiológica en trabajadores expuestos a Tolueno en una empresa mexicana de autopartes. Revista Salud e los Trabajadores. Volumen 7 No 1 1999.

Almirall. P PSICOTOX. Autor. Revista Cubana de Salud y Trabajo Vol. 1 No 1 2000.

Almirall. P; Ibarra F. E. La prueba de Bender modificada en el estudio de la intoxicación crónica por CO en choferes de Omnibus Urbanos. Boletín de Psicología Nro. 3 y 4. Julio-Diciembre 1980.

Almirall. P; Psychotoxicology:Advances in Neurobehavioral Toxicology. En: Advances in Neurobehavioral Toxicology. Applications in Environmental and Occupational Health. Charter 9: 79-85; Barry L. Johnson, Editor. Lewis Publishers. USA; 1990.

Almirall.P. Un estudio factorial en la psicotoxicidad por Tolueno. Revista Cubana de Medicina. 22: 156; 1983.

Almirall (colaborador) Trastornos de la memoria en la neuropatía epidémica (Colaborador). En: Neuropatía Epidémica en Cuba. 1992 1994. Editorial Ciencias Médicas. Centro Nacional de Información de Ciencias Médicas pp 85 –99 1995. ISBN 959 212 –

Alonso, F. F: La intoxicación por el manganeso. El psiquismo subcortical y los síndromes extrapiramidales. Editorial Científico-Médica. Barcelona, 1961.

Allyene. G; An International Perspective on Neurobehavioral Toxicology: Advances in Neurobehavioral Toxicology: Applications in Environmental and Occupational Health. Lewis Publishers. USA; 1990.

Amador R.R., Neurotoxics effects from Organophosphorate insecticide expesure in Nicaragua. Methodological and epidemiological studies. Tesis. Institute of Enviromental Medicine. Sweden. 1993.

Anderson I., Lundquist R. G., Mplhave L., Pedersen F. O., Proctor F.D. Vaeth. M; Wyon. P.D. Human response to controlled levels of Toluene in six hours exposure. Scand J. Work. Environmental Health. 405-418; 1983.

Anger K., Neurobehavioral effects of Methil-Bromide (MB) Inhalation Exposure Scand. I work enviroment health (7) Supp 1 (4), 40-47 1981.
Anger K.W; Cassitto G.M. Individual-Administered Human Behavioral Test Batteries to Indentify Neurotoxis Chemicals. Environmental Research. 61 (1): 93-107; 1993.

Anger KW; Cassitto G.M. Individual-Administered Human Behavioral Test Batteries to Indentify Neurotoxis Chemicals. Environmental Research. 61 (1): 93-107; 1993.

Aníbal Domínguez Odio, Evelyn Ivette Rojas Vázquez, Lázaro Ibrahín Romero García, José Carlos Rodríguez Tito, Irela Pérez Andrés. Lesiones genéticas y citológicas inducidas por la exposición a químicos laborales en Cuba. III congreso internacional de Salud Ocupacional La Habana Abril 2010.

Artacoz.J. PEC. Conducción nerviosa periférica e indicadores cognitivas en trabajadores expuestos a Tolueno. Tesis de Maestría en Salud Ocupacional. Instituto de medicina del Trabajo. La Habana 1986.

Aschner JL, Neuroimaging and Neurodevelopmental Correlates of Intravenous Manganese Exposure in Parenterally-Fed Infants: A Clinical Trial in the Neonatal Intensive Care Uni Neurotoxicity in Development & Aging"September 17-21, 2006 • Double Tree Hotel Conference Center Little Rock, Arkansas, USA.

Bellinger D, Influence of Total Social Environment on the Outcome of Chemical Exposure. Neurotoxicity in Development & Aging" September 17-21, 2006 • Double Tree Hotel Conference Center • Little Rock, Arkansas, USA.

Bender, L.: Test Gestáltico Visomotor. Usos y aplicaciones clínicas. Editorial Grijalbo. España, 1956.

Bender, W. E.: Enfermedades Profesionales. Editorial Diana. Artes Gráficas. Madrid, 1960.

Branconnier. R. Dementia in Human Population. Exposure to Neurotoxic Agents. A portable microcomputerized Dementia Screeining Battery. Neurobehavioral Toxicology and Teratology. Vol 7, 379-386; 1985.

Campagna. D; Mergler. D; Picot.A; Sahuquillo. S; Belanger.C; Pleven.C; Brun. A. Leclerc-Marzin.P; Lamotte.G: Huel.G. Appréciation d éffets neurotoxiques associés a l útilization des Solvants. Rev Epidém et Santé Publ. 43, 519-532; 1985.

Claus Henn B, McMaster S, Padilla S.Measuring cholinesterase activity in human saliva J Toxicol Environ Health A. 2006 Oct;69(19):1805-18.

Cristal. H.A; Schaumbserg. H.H; Graber. E; Fuld. P.A; Cognitive impairment and sensory loss associated with chonic low-level ethylene oxide exposure. Neurology. (38) 4 : 567-569;1988.

Daniel Noort, Persistent Biomarkers of Exposure of PotentiallyNeurotoxic Compounds Neurotoxicity in Development & Aging" September 17-21, 2006 • Double Tree Hotel Conference Center Little Rock, Arkansas, USA

Dick. R.B. Short duration exposures to organic solvents: the relationshipbetween neurobehavioral test results and other indicators. Neurotoxicology & Teratology.10 (1), 1988.

Dietrich KD Using the Tools of Genetics and Neuroimaging in Assessing Developmental Vulnerability Neurotoxicity in Development & Aging" September 17-21, 2006 • Double Tree Little Rock, Arkansas, USA.

Edeling. C; Ekber. K; Ahlborg. G: Alexandersson. R: Barregard. L: Ekenvall. L; Nilsson. L; Svensson G. B. Long-term follow up of workers is exposed to solvents. British Journal of Industrial Medicine. 47: 75-82; 1990.

El Batawi. M. A. Riesgos múltiples. Salud Mundial: 2;5-16; 1981.

Escalona. E; Yanez.L; Feo. O. Diagnóstico precoz de alteraciones neurológicas de trabajadores expuestos a solventes orgánicos.Salud de los Trabajadores. Vol. 1: 15-23; 1993.

Esquivel. E: Psicotoxicología. Relación entre el Psicodiagnóstico y la Evaluación Médica. IMT 1981-1992; Tesis de Maestría. Instituto de Medicina del Trabajo. La Habana. 1992.

Feldman, R. G: Neuropsychological effects of industrial toxins: A Review. Amer. J. of Ind. Medicin (1) 1980.

Fernández, O. J., M. S. Frida: "Alteraciones psicológicas en los trabajadores expuestos a sustancias tóxicas. Su importancia desde el punto de vista preventivo". Tema libre presentado en el III Congreso Internacional sobre Riesgos Ocupacionales. Bogotá 1967.

Fink. M. Pharmaco-EEG as a method to assess bioequivalence of CNS active sustances in human. Integer Psychiat. Vol 3; 1985.

Fox.O.A. Lowdness. H.E. Brerkamper.G.G; Electrophysiological techniques in neurotoxicology. En Nervous System Toxicology Editor: Michell. C. Raven Press. 1982.

Gagefer, W. M: Enfermedades Ocupacionales. Guía para su reconocimiento. OPS-OMS, 1 (USA) 1970.

Galvao. L.A. El papel de la Toxicología en la investigación sobre la Salud de los Trabajadores. Serie Platex. Salud y Sociedad 2000 No 3; 1993. USA.

Gendelman HE Are Age-Related Neurodegenerative Diseases Mediated by Thiol Adduct Formation in Nerve Terminals? Neurotoxicity in Development & Aging" September 17-21, 2006 • Little Rock, Arkansas, USA.
Ghosh. T. K; Pradman S.N; Comparison of effects of Xylene and To-

luene inhalation on fixes ratio liquid reinforced behaviors in rats. Research Comunications in Psychology, Psychiatry and Behavior. Vol 12 (4): 205-214; 1987.

Glance. A Nanoparticles Induce Changes in Neuronal Networks Environmental Health Perspectives • volume 118 | number 10 | October 2010.

Groot D, A Novel Rat Brain Atlas for Neurotoxicity Testing Neurotoxicity in Development & Aging"September 17-21, 2006 Little Rock, Arkansas, USA.

Gunter T Where Does Mn2+ Inhibit Oxidative Phosphorylation? Neurotoxicity in Development & Aging" September 17-21, 2006 • Double Tree Hotel Conference Center Little Rock, Arkansas, USA.
Haennien et al: Journal Ocupational Medicine. Oct. 1978. Vol. 20 Nro. 10, p. 683.

Hagatedt. C; Hone. H. M; Agrell. A. Neuropsychological test results and sympton among workers with well-defined long term exposure to lead. British Journal of Industrial Medicine 40:99-105; 1983.

Hanninen. H. Psychological test methods: sensitivity to long term chemical exposure at work. Neurobehavioral Toxicology Vol 1, Suppl 1; 1979.

Hanninen. H; Anti-Pecka. M; Jontunen. I; Koshew. N. Exposure to organic solvents and neuropsychological dysfunction: a study on monozygotic twins. British Journal of Industrial Medicine 48:18-25; 1991.

Hanninen. H; Anti-Pecka. M; Jontunen. I; Koshew. N. Exposure to organic solvents and neuropsychological dysfunction : a study on monozygotic twins. British Journal of Industrial Medicine 48:18-25; 1991.
Hirata. M; Yoshida. T; Migayina. K; Kosaka. H; Tobuchi. T. Correlatin between lead in plasma and other indicators of lead exposure among lead exposed workwers. Int. Arch. Occup. Environ Health. 68:58-63; 1995.

Hiromi Ishitobi,1 Sander Stern,1 Sally W. Thurston,2 Grazyna Zareba,1 Margaret Langdon,1 Robert Gelein,1Organic and Inorganic Mercury in Neonatal Rat Brain after Prenatal Exposure to Methylmercury and Mercury Vaporand Bernard1Weis Environmental Health Perspectivessvolume 118 | number 2 | February 2010.

Hogsted. C; Lundberg. I. Epidemiology of Occupational neurobehavioral Liozards. methodological experiences from organic solvents research. Rev. Epidemiol. Sante Publique 40, Sppl.1; 1992.

Huggins, H. A. MERCURY: A Factor of mental disease? J. Of Orthomol. Psychiatry 11 (1) (1-15).

Irengen. A; Gamberale. F; Human Behavioral Toxicology. Scand. J. Work. Environ. Health. 16. Suppl 1. 17-25; 1990.

Ivett Barreiro Domenech, Omitsu Agüero Sánchez, Elio Cisneros Prego, Isolina Sánchez Jaca. Actividad de la colinesterasa sérica en trabajadores expuestos a insecticidas organofosforados. III Congreso Internacional de Salud Ocupacional La Habana Abril 2010.

Johnson L. B. Prevention of Neurotoxic Illness in working population. John Wiley and Sins. Great Britain. 1987.

Johson.L.B. Introduction. in Advances in neurobehavioral Toxycology: Applications in Environmental and Occupational Health. Lewis Publisher. INC. USA. 1990.

Jonkman. E; Deweerd. A: Poortulier. R. Neldhuizen. R; Emmen. H. EEG studies in workers exposed to solvent or pesticides.EEG and Clin. Neurophysiol. Vol 82 (6); 1992.

Kanthasamy A, Manganese Upregulates Cellular Prion Proteins and Inhibits the Rate of Proteinase-K Dependent Proteolysis in Cell Culture Models of Prion Diseases. Neurotoxicity in Development & Aging" September 17-21, 2006 • Little Rock, Arkansas, USA.

Kinzl JF, Knotzer H, Traweger C, Lederer W, Heidegger T, Benzer A

Br J Anaesth. Influence of working conditions on job satisfaction in anaesthetists. 2005 Feb;94(2):211-5.

Kristin Svendsen, Bjørn Hilt un modelo para determinar la exposición histórica al mercurio en clínicas estomatológicas III Congreso Internacional de Salud Ocuapacional La Habana Abril 2010.

Kruse. A. Berch-Johson. K; Milline. P.L. Cerebral Damage Following a single high exposure of Carbon Disulphide. J. Soc. Occup. Med. 32:44-45. 1982.

Laursen.A. A computer-sided technique for testing cognitive functions. Validated on a sample of danes 30 to 60 years of age.

Levin ED, Low Dose Early Postnatal Diazinon Exposure Causes Impaired Working Memory on the Radial-Arm Maze in Rats During Adulthood. Neurotoxicity in Development & Aging" September 17-21, 2006 • Double Tree Hotel Conference Center Little Rock, Arkansas, USA.

Lucchini R, Albini E, Placidi D, Gasparotti R, Pigozzi MG, Montani G, Alessio L. Brain magnetic resonance imaging and manganese exposure. Neurotoxicology. 2000 Oct;21(5):769-75.

Luria A.R. El cerebro en acción. Editorial Fontanella. Madrid. 1974.
LURIA, A.R. El Cerebro en acción. Ed. R. La Habana, 1974.

Mason. O. J. Public Health perspective on neurotoxic chemicals. En: Advanced in Neurobehavioral Toxicology : Applications in Environmental and Occupatinal Health. Lewis Publisher. INC. USA. 1990.
Mayor, J: Evaluación psicológica en trabajadores expuestos a neuróticos. III Jornada Cient_1fica del IMT (1985). No publicado.
Mayor. J. Efectos de los Solventes Orgánicos sobre el Sistema Nervioso. Salud de los trabajadores Vol 3, No 2: 108-115; 1995.

Mayor. J; Almirall. P; EEGq and automated expert system in assessing neurotoxic effect in workers chronically exposed to organic solvents and pesticides. Paper presented at 4th International Symposium of the Int.

Soc. for Brain Electromagnetic Topography. Havana, Juli 20-23; 1993.

Miyatake LA Utilization of Behavioral Testing, Atomic Absorption Spectroscopy (AAS) and Isoprostane Analysis to Determine the Effects of Brain Manganese (Mn) Accumulation in Male C57BL/6J Mice Neurotoxicity in Development & Aging" September 17-21, 2006 • Double Tree Little Rock, Arkansas, USA.

Muñoz.C; Gorbe; K. Lilienthal.H; hellmunth. G; Winnebe.G. Significance of hippocampal dysfuntion in low level lead exposure of rats. Neurobehavioral Toxicology and Teratology vol 10 (7); 245-253; 1988.
Narahashi T Overview: Neuroprotection by Alzheimer's Drugs Synuclein-linked neuroimmunity and the pathogenesis of Parkinson's disease Neurotoxicity in Development & Aging" September 17-21, 2006 • Little Rock, Arkansas, USA.

Omitsu Agüero Sánchez, Heliodora Díaz Padrón, Dayana Marín Sánchez, Elio Cisneros Prego, Isolina Sánchez Jacas, Ivett Barreiro Domenech Valores de ácido hipúrico en trabajadores expuestos a tolueno- III Congreso Internacional de Salud Ocupacional La Habana Abril 2010.

Orbaech. P. effects of long-term exposure to organic solvents on the nervous system. Cronic toxic encephalophathy and the prognosis following cissation to exposure. Thesis. Lund. 1987.

Organizacion Panamericana de la Salud. Nuestro planeta, nuestra salud. Informe de la Comisión de Salud y Medio Ambiente de la OMS. Publicación Científica. No 544. Washington D.C. USA. 1993.

Pascal y Suttell: "Quantification of the Bender Gestalt: a preliminary resport". Pp. 1260132. Annals Journal. Orthopsychology. USDA, 1952.

Proctor SP. Friedl KE Overview: Environmental Modulation of Neurotoxicants in Military-Relevant Environments Neurotoxicity in Development & Aging" September 17-21, 2006 • Little Rock, Arkansas, USA.

Reidy. J.T; Bowler. M.R; Rauch. S.S; Pedraza. I. G. Pesticide Exposure and Neuroppsychological Impairment in Migrant Farmers Workers. Archives of Clinical Neuropsychology. Vol 7: 85-95;1992.

Rodriguez. N; Efectos de la exposición prolongada a organofosforados en trabajadores agrícolas. Tesis para optar por el Título de Profesor Titular. Universidad Central de Venezuela. Facultad de Medicina : José M. Vargas. 1995.

Rosen.I; Wildt. K; Gullberg. B; Maths. B; Neurophysiological effects of lead exposure. Scand J. Work. Envirom. Health. 9; Samita. W. The aplication of QEEG methods to human neuropharmacology. En: Clinical and Espccial Neurophysiology.

Schmechel, D MD Creative Energy, Memory, Mood, and Inflammation: Lessons for CNS Development and Vulnerability "Neurotoxicity in Development & Aging" September 17-21, 2006 • Double Tree Hotel Conference Center • Little Rock, Arkansas, USA.

Schweitzer, D. Evidence of right cerebral hemisphere dysfunction in schizophrenic patients with left hemisphre overactivation. Biol. Psych. Vol 17 (6).

Seegal R, An Overview: Developmental Neuroendocrine Effects of PCBs and PBDEs: Parallels with ADHD Neurotoxicity in Development & Aging"September 17-21, 2006 • Little Rock, Arkansas, USA
Seppalainen.A; Laine. A; Salmmi.T. EEG findings during experimental human exposure to m-xylene. Arch. Environm. Hlth. 46. (1) ; 1991.
Shannon Levesque, Thomas Taetzsch, Melinda E. Lull, Urmila Kodavanti, Krisztian Stadler, Alison Jo Anne Johnson, Laura Duke, Prasada Kodavanti, Michael J. Surace, and Michelle L. BlockEnvironmental Wagner, Diesel Exhaust Activates and Primes Microglia: Air Pollution,Neuroinflammation, and Regulation of Dopaminergic Neurotoxicity. Environmental Health Perspectives • volume 119 | number 8 | August 2011.

Sinczuk. W. H. neurovbehavioral effects of chronic exposure to mixture of solvent used in furniture vornishing. Part II. Testing of Visual Evoked Potentials. Med. Pr. 43 (5); 1992.

Sinch. J. Dwivedi. K; saxena.V.B. Memory and subjective symptoms in automobile painters. Indian Psychological Review 32 (2): 5-12; 1987.
Soveikova.E. Bronis. M. Psychological changes in human exposed to organophosphorous pesticides. studia Psychologica 33 (1):30-35; 1991.

SPERLING, C. A. Model for visual memory task. Human factor 5 (19) 1960.

Stewart PW, Impulsivity in PCB, MeHg and Pb Exposed Children Behavioral Findings and Future Directions in Brain Imaging Neurotoxicity in Development & Aging" September 17-21, 2006 • Double Tree Hotel Conference Center Little Rock, Arkansas, USA.

Sullivan.W.L. Toxis waste: challenge of our time. En: Advances in Neurobehavioral Toxicology Applications in Environmental and Occupational Health. Levis Publishes INC. USA; 1990.

Tennasse. M. situación actual y perspectiva de la Salud Ocupacional. Salud de los Trabajadores. Vol 3. No 1:1-5, 1995.

Thurston S, Methylmercury and Blood Pressure Neurotoxicity in Development & Aging" September 17-21, 2006 • DoubleTree Hotel Conference Center Little Rock, Arkansas, USA.

Tomokuni, K. Y M. Ogata: Simple method for determination of urina and delta-amino- levuline hacia as an index to lead exposure". Chin-Chem, 18, 12, (1972).

Triebig, C: Investigations of neurotoxina. (Long-term study in person exposed to Hg) Inst. Arch. Occp. Environ. Health (55), 1984.

Unión Europea. Seminario sobre el trabajador de la Industria Química

HESA NEWS LETTER MARCH No 29 2006.

Vanhoorne. m. Epidemiological and Medico-Social study of the effects of occupational exposure to Carbon Disulphide. Thesis. Department of Higiene and Social Medicine. University of Ghent. Belgium 1992.
Wahe, W. Ch. et al: "Toxis and Funtional Psychoses. Diagnoses and treatment in a medical settingn". Annals of Internal Medicine. Vol. 66 No. 5 May, 1967 U.S.A.

Westing. W. Potenciales Evocados Cognitivos (p300 y CNV) y estado de la conducción periférica en mujeres expuestas crónicamente a Pb inorgánico, Tesis de Maestría en Salud Ocupacional. Instituto de Medicina del Trabajo. La Habana 1988.

WHO. Regional Office for Europe. Copenhagen. Chronic effects of Organic Solvents on the CNS and diagnosis criteria. Report on a: Joint WHO/ Nordic Council of Minister Working Group. Copenhagen, 10-14 June, 1985.

Wilson AM, Neonatal Lead Exposure Impairs Plasticity in Developing Rat Somatosensory Cortex Neurotoxicity in Development & Aging" September 17-21, 2006 • Double Tree Hotel Conference Center Little Rock, Arkansas, USA,

Ziem E. G; Castelman.I.C; Threshold limit values: Historical Perspectives and Current Practica. Journal of Occupational Medicine. Vol 31.No 11; 1989.

FSC
www.fsc.org
MIX
Papier | Fördert gute Waldnutzung
FSC® C083411

Kolibri 360 GmbH
Ferdinand-Jühlke-Straße 7
99095 Erfurt, Deutschland
produktsicherheit@kolibri360.de

Druck:
CPI Druckdienstleistungen GmbH
im Auftrag der
Kolibri 360 GmbH
Ferdinand-Jühlke-Str. 7
99095 Erfurt